安保徹の
免疫学ノート

世界一わかりやすい健康免疫学

安保 徹

中央大学名誉教授
吉村　豊

中央大学教授
小峯　力

中央大学兼任講師
渡邉 真弓

三和書籍

みなさんが大病せずに暮らせるように

　現代にはいろいろな病気があり、病院へかかってもなかなか治らないことが多いです。日本の医師の数は約 32 万人で、昔に比べてとても増えています。しかし、病気を疑って来院する人もどんどん増えているので、状況としては医師不足です。病院に頼ることなく、自分の免疫力で病気と戦うことができれば、このような状況も少しずつ変わるのではないでしょうか。

　本書では、みなさんの健康のための講義を展開します。みなさんが一生病気にならないために、我が身を守る方法を学んでいただければと思います。火傷や怪我など簡単に治る病気なら良いのですが、心臓病、腎臓病やがんなどは、治すことが大変難しい病気です。最悪の場合、死に至ります。この講座を受けると病気にならない生き方が見えてくるはずです。人生を若くして失ってしまうことがないよう、一生健康で暮らすことができるよう、ぜひ、熱心に学習してください。

安保　徹

第8講義　移植、妊娠、老化

第9講義　生活習慣病

はじめに

　今日、日本が直面する問題は、国際化・情報化・少子高齢化・都市化といわれ、そのなかで「健康科学」が果たす役割は何かを探ることは、体育学研究・教育の徒にある者の命題である。

　その背景より、少子高齢化に対応するためには、健やかな心と身体の育成が必要であり、誰もがお年寄りを喜んで支える気持ちと活力を育まなければ、明るい社会は期待できない。国際化においては、仲間と共に生きる心が求められる。自分のことしか考えず、利他の心が薄くなっている昨今では、殆どの資源・エネルギーを輸入に頼っている日本の国際化を支えることは困難になるであろう。情報化や都市化は、文明の進歩の産物であり、それは生活の利便性を高めた。しかし一方で、生活のなかに自然と一体であった身体的刺激の消失という問題を含んだ。ヒトの細胞数は数十兆といわれており、正常な発育・発達を遂げる為には、細胞に対する適度な継続的刺激が必要である。適度な身体運動を継続することは、寝たきりを予防し、認知症予防につながり、結果として介護されない人生を可能にする。厚労省の経済試算では三十兆円を超す医療費の削減となり、若者への負担も減少するといわれている。つまり、労働減少に加え、コロナ禍にて、テレビ・PC・ゲームなど、部屋の中に閉じこもるライフスタイルが増加している現在、身体活動（スポーツ含む）が果たす役割は、単に勝敗の行方以上に、予防医学が主役となり得ることは自明である。

　健やかに成長し、健やかに老いる。薬や病院に頼らない健康づくりこそ「免疫学」の未来である。自己の努力で病気から脱却する時代を国民一人ひとりが創り、100年時代に向け、本著がその「実践」の導きとなればと願って止まない。

中央大学教授

小　峯　　力

「この本の使い方」

　この本は中央大学理工学部での、安保先生の講義録音を書き起こしたものです。

　毎回、安保徹先生は大きな黒板いっぱいに板書され、学生さんは図や文を一生懸命ノートに書き写します。

　この本の、長四角は黒板です。長四角の中の文字は、板書です。

　この本の板書は、教室の最前列に着席したときのように、よく見えます。

　この本を読み、大事と思われる箇所にマーカーで色を付けたり、メモ書きしたりして、各自、ご自分の「ノート」を鍛えてください。

　学生さんも、大人の人も、健康について学び、病気にならない生き方をしてください。万一、病気になっても、「こころ」まで病気にならないでください。

中央大学兼任講師

渡　邉　真　弓

概論

1・免疫

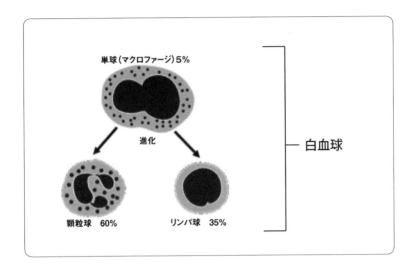

単球 (マクロファージ) 5%

進化

白血球

顆粒球　60%　　　リンパ球　35%

　今から12億年ほど前、無酸素で生きていた生物に、有酸素で大量のエネルギーを作るミトコンドリアという生物が共生しました。この生命体、つまり、真核生物が私たちの遠い祖先にあたります。

　私たちはこの2つの生物の子孫ですから、有酸素で呼吸をしてエネルギーを作り出す一方で、無酸素でもエネルギーを取り出すことができるのです。その証拠に100mを走るときには、わざわざ呼吸を止めることで、瞬発力を発揮しています。

　ミトコンドリアが効率よく作る大量のエネルギーを使い、生物は多細胞化という進化の流れに入りました。みなさんの体には、皮膚や腸の上皮、中心部には骨や筋肉など、たくさんの細胞があります。これら細胞は、進化の過程でいろいろな種類になり、複雑化していきました。具体的には、皮膚がケラチンを作り丈夫になる、筋肉がミオシン

を作り収縮・弛緩するなど、どんどん特殊化していったのです。

基本細胞はマクロファージ

遊走と貪食によって危険な異物を処理

　こうして、細胞が特殊化すればするほど、外からいろいろな危険な異物が入ってきたとき、あるいは、体の中で異物が生まれたとき、特殊化した細胞は、むしろ、それらを効率よく排除する能力を失っていきました。進化していくうちに、かえって異物を処理する能力を失ってしまったのです。

　それでは、多細胞生物はどのようにこの問題を乗り越えたか。単細胞時代のアメーバー様の細胞を、特殊化の流れから残して全身に分布させて身を守る方法をとりました。

　私たちの体の中には、頭の先から足の先まで、アメーバー様の単細胞生物時代の生き残りのような細胞が住み着いています。ですから、どこかが傷ついて危険なものが入ってきても、すべて処理できる仕組みを、もともとあったアメーバー様の細胞を活用することで組み立てたのです。この流れから免疫細胞ができました。

　この、アメーバー様の細胞はマクロファージと呼ばれています。マクロは「大きい」、ファージは「食べる」という意味です。私たちの体の中には、このマクロファージが全身にくまなく住み着き異物処理にあたっています。ですから、免疫の基本細胞はマクロファージです。

　マクロファージは、異物を貪食して飲み込み、細胞内消化します。偽足を出して体を動き回り、異物が来ると貪食して処理します。私たちの頭に住み着いたマクロファージは「グリア細胞」、肝臓に住み着いたマクロファージは「クッパー細胞」、血液の中を巡るマクロファージは血液の中を流れやすいように小さくて丸くなり「単球」と呼ばれ

ます。このように基本の細胞であるマクロファージから、いろいろな名前で呼ばれる細胞が派生しています。

　小中学校では「手洗い・うがい」など感染症予防が薦められています。しかし、体の隅々に防御細胞であるマクロファージが住み着いているので、必要以上に熱心に手を洗ったりうがいをしたりすることが感染症予防のすべてではありません。たいていの異物が来ても体は守られています。実際、野生の動物は手洗い・うがいをしません。体を守る細胞が備わっていることを、本能的に知っているからです。

　腔腸動物、棘皮動物などの無脊椎動物までは、体を守る細胞はこのマクロファージ1種類だけで頑張っていました。ところが、脊椎動物になって背骨ができて、周りを取り囲む筋肉ができました。脊椎動物は魚類から始まり、両生類になり、格段に動きが活発になりました。それに伴い、危険な異物が体に入ってくることもどんどん増えたために、防御細胞も進化を遂げました。次には、この進化した防御細胞について見てみましょう。

顆粒球 ── 細菌を処理して化膿性炎症を起こして治癒

　生物が脊椎動物になり、マクロファージの食べる力をさらに高めて進化すると、主に細菌を処理して化膿性の炎症を起こして治癒に持っていく細胞が生じました。この細胞には細胞質に加水分解酵素を含んだ顆粒がたくさんあるので、「顆粒球」と名付けられました。

　歯茎や皮膚が感染して化膿することがあっても、次第に治ります。これは、顆粒球が膿を作り（化膿性炎症）、治癒させるという作用です。ニキビや歯茎が化膿したときには、細菌を顆粒球が飲みこんで処理しています。このように顆粒球は化膿性の炎症を起こし細菌を処理する細胞で、サイズの大きな細菌などを処理しています。

　しかし、私たちの体の中には、細菌よりも粒子がさらに小さく、飲みこむことができないような危険なもの（ウイルスや異種タンパク）も入ってきます。これらを処理するために生まれたのが「リンパ球」です。リンパ球はマクロファージの食べる力を退化させる一方、マクロファージが炎症部位にとどまるときに使う接着分子を進化させることで抗体を作りました。

　抗体を作るのがリンパ球です。狭い意味での「免疫」という言葉は、リンパ球が作る抗体の世界を指します。狭い意味の免疫が働くには体を守る防御系があることを前提としているので、広い意味では、マクロファージ、顆粒球、リンパ球の3つを全部合わせて「免疫」と言うこともあります。

> ## リンパ球 —— 抗体を作る免疫細胞
> ## ウイルスや異種タンパクの処理

　リンパ球は、抗体を作り、小さな異物を接着により凝集させ、無毒化します。小さい子どもは風邪をひくたびに、抗体を作り、免疫ができます。みなさんくらいの歳（18歳前後）になると大人の免疫にたどり着けるので、風邪をひいても早く治るし、だんだん風邪をひかなくなります。小さな子どもは、免疫が成立していないので、1年に4回も5回も風邪をひきます。

　マクロファージと顆粒球は異物が入ってきたらすぐに働くので潜伏期間はありません。しかし、リンパ球は特定の抗原と反応して分裂して、約4～5日分裂して仲間を増やす（クローンを拡大する）のですが、分裂している間は働くことができません。この期間を経過して特定の抗原と反応してから働き始めます。例えば、インフルエンザに感染すると、4～5日してから症状が出始めます。これがいわゆる潜伏

期間です。クローンが拡大して働き始めると、発熱したり、鼻水が出たりします。こうして様々に症状を出しながらリンパ球はウイルスと戦っていくのです。

　リンパ球が働く場合に一番大事なのは、体温が高いということです。私たちの深部体温は37℃です。34℃や35℃しか体温がないとリンパ球が働かないので、低体温の人は免疫が低いと言えます。

　健康な人のリンパ球が働くときは、風邪の場合のように、発熱して、分裂して、抗体を作ります。ですから、風邪で発熱しているのは、リンパ球が正常に戦っている、いい反応であると喜ばないといけなのです。

　しかし、このような知識がないので、風邪をひいたら薬で熱を下げてしまい、完治するのが遅れます。風邪は2〜3日ですべての症状が治まるのですが、風邪薬を服用すると4〜5日にのびます。低体温の人では、1か月経っても治らないこともあります。

　ウイルスに感染して、肺炎で亡くなる方の特徴は、ほとんど寝たきりであるということです。私たちの発熱のほとんどは筋肉を使うことで起こります。寝たきりになると、筋肉を使わないので、体温が上昇しません。したがって、寝たきりだと発熱せず、リンパ球が抗体を作ることができず、過去に免疫が成立していたとしても、病気に敗北してしまいます。寝たきりの方が肺炎で亡くなるのは低体温が一因になっているのです。

　ですから、みなさんも風邪で発熱したときには、「いい反応が起こっている」と理解して、笑って耐えればいいのです。このような基本的な知識がないと、風邪の発熱を体の失敗と考え、過剰に熱を下げる行為に走ってしまいます。間違えないようにしてください。

　もう1つ免疫の特徴は、ウイルスに感染すると、そのウイルスに対して抗体ができることです。例えば、EB（エプスタイン・バー）ウイルスに感染すればEBウイルスの抗体が、アデノウイルスに感染すればアデノウイルスの抗体ができます。こうして、1つ1つ免疫を獲

得していきます。

　後述しますが、生後間もない赤ちゃんは、母親の胎盤から来る抗体で健康を維持しています。生後半年の間は、母親の胎盤から来た抗体でまかなっているので、赤ちゃんの健康はほとんど母親の免疫で支えられているのです。

　お母さんの免疫以外にも、マクロファージや顆粒球はあります。自分のマクロファージ、自分の顆粒球、お母さんから胎盤経由でもらった抗体で守っているので、赤ちゃんは病気に強いのです。2歳前後で自分のリンパ球が働きだして、1つ1つのウイルスに遭遇して免疫を作る仕組みができてきます。幼稚園や保育園に行くとしょっちゅう風邪をひくわけです。このようなことを考えると、小さいうちに風邪をひくことは、大人の免疫に到達するためのステップとして重要だと理解できます。

　私は養護教諭の先生に講義するとき、「風邪のはやる季節に入ったら、子どもたちには手洗い、うがいを控えめにするように」とアドバイスすることすらあります。大人の免疫になるためのチャンスだからです。若い方は、風邪がはやる季節は免疫をつけるチャンスと考えてもよいでしょう。

　歳をとって病気と戦う力（免疫）ができると、風邪をひく回数も減ります。若い方なら年1〜2回、私くらいになると風邪をひきたくてもなかなかひけません。ほぼすべてのウイルスを免疫が網羅しているからです。大人になると免疫がどんどんウイルスを網羅して感染症に強くなるのです。若いうちは生きる力は強いのですが、免疫は歳をとる方が強くなるのです。

　私は、大学で免疫の研究をしてきましたが、ネズミを無菌状態で飼育すると、リンパ球が入っているリンパ節や脾臓がさっぱり発達しませんでした。ですから、無菌状態のネズミは通常の環境に置くとあっという間に死んでしまいます。病気に対してすごく弱いのです。こう

した例からもわかるように、過剰な清潔は危険ですらあります。

　私はここ20年ほどマスクもかけないし、うがいもしませんが、病気知らずです。みなさんもびくびくせず、自分の体には白血球がいるので、大丈夫だと自信をもって生きてください。これが広い意味での免疫の仕組みです。

血球細胞

赤血球 ── 酸素運搬　　約400万（/μL）

白血球 ── 生体防御　　約4000（/μL）

血小板 ── 血液凝固　　約40万（/μL）

　マクロファージ、顆粒球、リンパ球の3つの細胞は、ヘモグロビンを持っていません。そのため、集めて沈殿させると白く見えるので、3つまとめて「白血球」と呼びます。白血病は、白血球ががん化したものです。細胞の破片が血小板です。

　私たちの血液の中を回る細胞を「血球細胞」と呼びます。酸素を運ぶ赤血球、体を守る白血球、血管が破れたときに血を止める血小板、これらが私たちの血液の中で活躍しています。1/μL（マイクロリットル）の血液を遠心分離機にかけると、赤血球が約90%以上を占め400万個、痕跡程度の白血球が4000個、血小板が40万個くらいです。こうして血液の働きによって、私たちの体は守られています。

自律神経（無意識に体調を調節する）

交感神経　　　──　　　　活動

副交感神経　　──　　　　休息

　後の講義で詳しく触れますが、白血球は自律神経の働きの影響を受けています。私たちが日中に筋肉を使って活動するときは、交感神経が刺激され、脈、血圧、血糖値が上がります。活動ばかりでは疲れるので、夜は休息、睡眠をとることで副交感神経が働き、脈、血圧、血糖値が下がり、バランスを取っています。

　私たちは意識しなくとも運動すれば脈が速くなったり、暑くなれば汗をかいたりします。このように無意識に体の調節を司るのが自律神経です。活動の体調を準備しているのが交感神経、休息の体調を準備するのが副交感神経です。このメリハリがついていると、私たちは日中に交感神経が働き活動できて、夜は副交感神経が働きぐっすり眠ることができます。つまり、健康を維持できるということです。

　顆粒球やリンパ球も、心臓や発汗の働きと同じように自律神経の支配を受けています。特に抗体を作るリンパ球は、副交感神経の働きによって数が増えます。ですから、夜更かしして睡眠時間が短い、悩み事を抱えて苦悩するという交感神経緊張状態になると、免疫が下がる現象が生じます。

　私たちは、長い人生の間に、風邪、ノロウイルス、インフルエンザウイルスなどのいろいろな感染症にかかりながらも、たいていの場合は免疫の力で治すことができます。しかし、免疫力が低下していたり、そもそも免疫が成立していなかったりすると、感染症に敗北します。

　特に、現代の日本人は、夜更かしで長い時間起きている傾向にあります。起きていると交感神経が刺激されますから、副交感神経の働きが衰えます。夜更かしすると朝起きるのがつらかったり、一日中ぼんやりしたりして、すごすことになります。このようなとき、免疫力は低下しているので、体調不良になります。夜更かししてたくさん活動できると思っている方も、このような体の仕組みから考えると、体は弱っているのです。

　血液中の白血球のおよその比率は、マクロファージ５％、顆粒球

60％、リンパ球 35％です。細菌が入ってきたら顆粒球が、ウイルスが入ってきたらリンパ球が駆けつけます。こうして私たちの体は守られています。

　顆粒球とリンパ球の分布は自律神経の支配を受けているので、あまりに忙しい、あまりに不活発だと、この白血球の分布が偏り、病気が発生します。特に、一番危険なのは強いストレスです。

2・ストレス

> 強いストレスは病気の原因
>
> 強いストレス → 強い交感神経緊張を作る
> → 免疫力低下、血流障害などを起こす → 病気が発症

　一番簡単に理解できるストレスは物理的なもので、転んで大怪我する、交通事故で骨が折れるなどです。理解が難しいと思われるのは化学的なストレスです。こちらは、いろいろな薬品に曝される、薬をたくさん飲むなどによって生じます。いずれにせよ、このようなストレスは、最終的に強い交感神経緊張状態を作ります。緊張状態が限界を超えたとき、免疫低下、血流障害、組織障害が起こり、病気になります。

　化学的なストレスは急性ストレスのため、避けるのは容易でしょう。問題は、日常生活のストレスです。

　例えば、昔、ブルドーザーやショベルカーなどの土木機器がない時代がありました。ツルハシで穴を掘り、モッコで運ぶような過酷な肉体労働はストレスを生じ、それが限界を超えることで病気やいろいろな症状が起こっていました。今は、長時間労働や心の悩みがストレスとなっています。どちらも、強い交感神経緊張を引き起こします。

　夜更かしすると顔色が悪くなりますが、これは交感神経緊張により血管が強く収縮している状態です。交感神経はほどほどに緊張すると脈が増え、血圧が上がり血液の循環量が増えるので、血色がよくなります。しかし、限界を超えると、血管収縮の方が強くなり、顔色が悪くなります。うんと悩むと顔色が悪くなるのは交感神経緊張が限界に

達し、血管収縮による血流障害が起こっているためです。

　物理、化学的なストレス、暑さや寒さなども病気の原因になります。熱中症や凍傷や全身的な冷えがそれです。また、現代社会だと、パソコンを使う時間が長い傾向にあります。強い光が目に入り続けるので、視神経が傷害されて病気になったりもします。

　このように、いろいろな病気が日常生活上のストレスと関連しています。病気の原因は、だいたい、遺伝的なものが３％、生き方の過酷さが97％と考えています。

　私たちは日中に活動して、夜に寝ます。活動しているときは、自律神経のうち交感神経が働いて、筋肉を動かしています。夜は、副交感神経が働きだして、リラックスして休みます。ところが、忙しさ、心の悩み、夜更かしが続くと筋肉を使って起きていることになり、交感神経緊張が続くことになります。本書で繰り返し述べることになる、もっとも身近なストレスは夜更かしです。テレビやパソコンなど刺激が多くなり、０時をすぎてもついつい起きている方が増えています。若い人が病気になっている原因の多くは夜更かしにあると思います。

　私は「健康」というテーマを研究しているので、病気になったら困ります。一番注意しているのは、忙しさに巻き込まれないこと、そして悩みすぎないことです。悩み事は堂々巡りになることが多く、夜更かしの原因にもなります。たいていの場合は解決に至らないので、悩み事からは早めに脱却するようにしています。夜更かしは危険なのです。

　新潟大学で午前中の授業をすると、学生が眠っていることが多くありました。自信を失いかけ学生に質問したところ、８割以上の学生が０時以降も起きていて、深夜２時くらいに寝ていました。学生のうちは授業中に眠って体力を挽回することもできますが、社会人になるとそうはいきません。

3・病気

> 病気
> 熱中症、凍傷、心臓病、腎臓病、糖尿病
> 食事（消化管活動）はリラックス、副交感神経支配

　私たちは、いろいろな病気を防ぐために、「これ以上、無理したり、悩んだりすると、我が身が持たない」と察知してストレスから逃れなければなりません。日中に適度に活動して、夜になったら寝るということが健康を守る基本です。

　ところが、現代の日本社会では、真面目で責任感が強すぎて体を壊している人が多いです。若い方にとっても危険です。徹夜でコンビニのアルバイトをして体調不良が続いたときには、思い切って夜間に働くのを止めましょう。頑張りすぎ、無理をしすぎると、血流障害が起こって本格的な病気になってしまいます。私たちは、「真面目に頑張りすぎると危険」という感覚を持たなければなりません。

　発汗が間に合わないほど、あまりに暑い所に長くいると熱中症になります。寒すぎると凍傷や全身的な冷えが起こり病気になります。

　心臓を養う冠動脈が細くなりすぎてバイパス手術を受ける人、心筋梗塞など心臓病の人が増えています。これらの心臓病の原因は、30、40代の人の場合、心臓自体ではなく、心臓に負担をかけるような生き方にあります。

　しかし、ほとんどの日本人は、心臓が苦しくなると病院に行きます。病院の先生も、あたかも心臓に原因があるように心電図をとり、血液検査をして原因を追求します。しかし、本当の問題は心臓自体ではありません。心臓に負担をかけるような生き方です。このような感覚を、

今、日本人は忘れてしまいました。心臓に負担をかけるような生き方を改めないと、心臓病は治らないのです。

腎臓を悪くして透析を受ける人も多いです。透析患者数は40万人に迫る勢いです。透析の病院は多いですが、腎臓病の原因は不明とされています。しかし、根本的な原因はいつも同じです。腎臓病の原因も生き方の過酷さなのです。

腎臓は大量の血液を受け止め原尿を作り、余分なミネラル・水分を尿細管で再吸収し、老廃物を捨てる尿を作ります。ところが、血流障害があると、尿を作る最初のところで、腎臓に行く血液が少なくなります。顔色が悪いときは、顔だけの血流が悪いのではなく、全身反応としての循環障害が起こっています。無理が続いて顔色が悪くなると、腎臓も悲鳴を上げ出すのです。

病気には、必ず原因があります。そして原因のほとんどは、みなさん自身の生き方の中にあります。ですから、病気は病院に行って治すという短絡的な考え方は間違いなのです。

例えば、先の熱中症は、暑すぎるのを我慢しすぎるからです。ですから、学校の先生は「日差しが強すぎるし気温が高すぎるから、外で子どもたちを活動させてはいけない」などの判断をすることが重要になります。帽子を被るなどの工夫も必要です。

糖尿病では、血中の血糖値が高くなり、尿に糖が出てきます。糖尿病も病院に行って解決できるとは限りません。なぜならば、生き方、その中でも特に食べ方に原因があるからです。山ほどガツガツ食べると血糖値が上がります。なぜガツガツ食べるかというと、ストレスを感じているときには、食べること（消化管活動）でリラックス（副交感神経支配の状態に）しようとするためです。ぐっすり眠るとリラックスできますが、山ほど食べることでもリラックスできるのです。

空腹になると怒りっぽくなり、お腹いっぱいになると幸せを感じると思います。つまり空腹は交感神経刺激で、逆に満腹は副交感神経刺

激です。食べることが副交感神経を刺激するので、ストレス解消になるということです。

　糖尿病の背景には忙しさがあります。忙しさから生じるストレスの手っ取り早い解消法が食べることなのです。

　太っている人はメタボリックシンドロームと診断されますが、太ることが悪いのではありません。太らざるを得ないほどのストレスを抱え込むことがいけないのです。ストレスを常に抱えていると、おやつ時にケーキをたくさん食べたくなる。夜にはお酒を飲み、焼き鳥を食べ、帰り道でラーメンを食べたくなります。そうすることがストレスのはけ口になっているのですが、こうして食べすぎた結果、血糖値が上がり、糖尿病になってしまいます。

　糖尿病はたくさん食べざるを得ないほどのストレスから始まります。ですから、病院だけで糖尿病を治すことは不可能です。例えば、21 時まで働いている人ならば、20 時に仕事を切り上げ、早く帰り、体を休めるなど、ガツガツ食べなくてもいいような努力をしないと、この病気はよくなりません。

　やたらと夜更かしをしたり、スポーツを頑張りすぎたりして、体に負担をかけていると、免疫力も低下してくるので、いろいろな感染症にかかります。私たちの免疫によって抗体ができることで一度はウイルスに勝っても、ウイルスはそのまま神経節や細胞の中に入り込んで、潜伏しています（抗体については後の講義で詳しく述べます）。そして、免疫が下がったときに再び暴れ出します。ウイルスにはこのような特徴があるのです。

　例えば、心臓が悪くなると同時に現れる口唇ヘルペス、神経に沿って暴れ出す帯状疱疹などがあります。

　女性の子宮頸がんで有名になったヒトパピローマウイルスは、20歳になる頃には日本人は全員感染しているので、免疫ができています。ところが免疫力が低下すると、潜伏していたウイルスが暴れ出します。

ヒトパピローマウイルスは、イボを作るウイルスです。昔の人はよく指や足にイボを作っていましたが、今では、子宮頸部に炎症を起こすことが知られています。その状態からさらに免疫が低下したときには、子宮頸がんを発症します。

　病気の人は顔色が悪いです。忙しい人、悩みのある人、夜更かしする人も顔色が悪いです。繰り返しになりますが、これは交感神経緊張の症状です。病気には種類があり、1つ1つ診断して名前をつければ話は難しそうですが、本当の病気の原因は、基本的に忙しさ、悩み、夜更かしが原因で交感神経が緊張した結果です。

4・病気から逃れる

> 病気から逃れる
>
> ストレスからの脱却、免疫力低下からの回復

　病気になったら、その原因を治せばよいのです。そして病気の原因の多くは私たちの生き方の問題です。

　治し方の第一は、ストレスからの脱却です。長時間労働をしている人は、労働時間を減らしてもらうように働きかける。午前1時、2時に寝ている人は1時間でも早く寝られるようにする。パソコンの画面を長時間見つめて肩こりを感じる人は、画面を見る時間を少なくする。このような工夫をしてストレスから脱却することです。こうして交感神経緊張状態から逃れると、免疫も回復して、抵抗力もついてきます。

> 短いスパンで起こる体の反応 —— 炎症
>
> プロスタグランジン（組織ホルモン）

　第二に、短いスパンで起こる体自体の反応（炎症）を理解することです。

　霜焼け・火傷や足首を捻挫したとき、真っ赤に腫れあがるのが炎症です。このように体の破壊が起こったときは、これを修復するためにプロスタグランジンという組織ホルモンが分泌され、赤く腫れる（血流を増やすため）、熱を出す（代謝を亢進させるため）、痛む（もう一度同じ場所を危険な目にあわせないため）という反応を起こします。

プロスタグランジンは、この３つの作用を持っています。

　命が危険になる決定的な病気ではない場合、ほとんどの病気は、短いスパンで体に炎症反応が起こり、治癒に導かれます。ですから、体を痛めたとき、患部を冷やすことは危険な場合もあります。捻挫や霜焼けがうずくとき、病院や薬局でもらった消炎鎮痛剤で冷やしすぎると、この修復の炎症は止まってしまうために、痛みは治まりますが、根本的には治っていないのです。

　腰痛、膝痛、頭痛、月経痛の痛みも同じで、プロスタグランジンが働くために痛みを感じます。組織が壊れていなくても、無理をすることで血流障害が起こります。血の巡りが悪くなりつらい目にあいます。このようなときには、適度に休むと血流障害から回復することができます。

　一生懸命、スポーツをすると腰の筋肉の血流障害が起こります。運動を終えて休んだときに、腰痛が生じます。腰痛は、プロスタグランジンが働いて、血流が回復したときの反応です。湿布薬でこの反応を止めると腰痛はなかなか治りません。薬の効果が切れるとまた痛みます。

　捻挫の場合、スプレーを使いすぎるなど、過度にアイシングをすると、冷えて血流が止まります。消炎鎮痛剤は湿布薬でも使われるように血液の流れを止めるので、痛みが取れて熱も下がります。しかし、腫れはプロスタグランジンの作用の１つで、血流を増やすためのものですから、体の治癒反応と逆のことをしてしまっています。

　ここで理解しなければならないのは、筋肉を能力以上に過度に使った結果として生じる痛みであれば、プロスタグランジンのおかげで知らぬ間に回復するということです。

　職場などで強い冷房にあたった後だったり、つらい悩みから解放されたりすると、血流が急に回復して、脈拍とともにズキンズキンと頭痛が出現します。これも同じことで、頭痛は回復反応であることを知っ

ておかなければなりません。しかし、回復反応を知らない人は、消炎鎮痛剤を使用して頭痛を止めるので、血液の流れも止まったままです。結果として、より深刻な病気につながりかねません。

　月経痛も同じです。夜更かしすると、交感神経緊張になり血流障害になり、冷えが起こります。ここからなんとか逃れたいと、血流を回復させるため副交感神経反射が起こります。唾液や消化液が出る、月経で厚くなった子宮粘膜を外に出すのは副交感神経の働きです。無理した人は、月経の副交感神経刺激のときに、月経痛が強く出ることが多いのです。

　このように痛んだときは、体自体の治るためのステップです。しかし、現代医学は、「つらい症状を抑えることがよい」と考え、病院でも薬局でも、体を「冷やす」薬を処方します。しかし、あまり熱心に薬を使い冷やしすぎると、このような反応が止められ、治らなくなるのです。

抵抗力をつける
HSP (Heat Shock Protein)

　熱い風呂が苦手な人が無理をして高い温度の浴槽に入ると、体が危険を察知してHSP（Heat Shock Protein）を体内で合成します。HSPは、火傷や熱いお風呂など、熱を感じたときに作られるタンパク質として有名になりました。しかし、このHSPの本当の働きは、部分的に熱で変性したタンパク質の3次元構造を修復することです。HSPは熱だけでなく、寒さ、夜更かし、打撲などのストレスの後で作られる酵素です。この酵素を使って、正常で、よりストレスに強いタンパク質を準備します。

　ストレス一般でHSPは作られます。次に同じようなストレスに遭遇

したときには、このHSPが大量に出て、細胞の中のタンパク質を輸送したり、熱やストレスで変性したタンパク質の立体構造を修復したりするのです。タンパク質は立体構造で機能していますが、熱により立体構造が壊れると機能しないのです。私たちが、同じストレスにだんだん強くなるのは、この作用のおかげです。ですから、熱い風呂に入れなかった人も徐々に入れるようになり、抵抗力がついていきます。

　HSPの特徴は、熱などで一度産生されると、二度目は早く産生されるので、熱の変性から早く逃れられることです。熱中症は、真夏ではなく、暑くなり始めの初夏に多く発生します。これは真夏になるとHSPの準備がすでにできていて、熱中症を起こしにくくなっているからです。寒さも同様です。寒さは大きなストレスですが、早めに寒さに慣れておくと、HSPがたくさんできるので寒さに耐えることができます。ですから、トレーニングにも使われます。

　このように、私たちがストレスを受け組織が壊れると炎症が起こります。組織が壊れる前にはHSPを使いストレスに強くなる反応が体の中で起こっています。いろいろな仕組みが働いて、私たちは病気から逃れているのです。しかし、私たちの能力には限界があります。我々の体の仕組みを超えるようなストレスが働くと、ついには病気になってしまうのです。

免疫

　広い意味で白血球全体の働き
　免疫の基本はマクロファージ
　　顆粒球を出すかリンパ球を出すかを決定
　　炎症の後始末をする

　前述の通り、免疫の基本はマクロファージです。脊椎動物になった

時点で、マクロファージから顆粒球とリンパ球が派生しました。細菌やウイルスがやってきたとき、顆粒球を繰り出すか、リンパ球を繰り出すかは、マクロファージが決めて指示を出します。顆粒球とリンパ球は進化の過程の中では新参者です。今でも、すべての調節をしているのはマクロファージです。つまり、免疫はマクロファージから出発していると言えます。「免疫が強くて病気にならない」という場合は、顆粒球とリンパ球を合わせた白血球全体の働きを指しており、それが、細菌やウイルスを処理する広い意味の「免疫」です。

　化膿した炎症が最終的に正常な組織に戻るのは、マクロファージの貪食能によるもので、膿を食べて正常に戻しているからです。膿を外に排出できないときは、マクロファージが中で食べて後始末をしているのです。免疫反応でいろいろな炎症が起こった後始末も、マクロファージが行います。

　さらに、マクロファージは、単細胞時代の自分自身（の生き残り）なので、栄養処理も行います。私たちが、お腹いっぱい食べるとき、マクロファージが血液の中に入ってきた栄養を食べて処理します。しかし、栄養が処理しきれず限界を超すと、死滅して泡沫細胞になり、血管壁にへばりついて動脈硬化の原因の1つになります。ですから、やたらに太った人たちが、心臓病や腎臓病を起こす原因にもなっているということです。

　逆に、全く栄養が入ってこない場合にも、マクロファージは他の細胞とともに働いています。小学生が山に置き去りにされ、7日後に発見されたことがありました。彼の場合は幸いにも7日間だったので、体に貯め置いた脂肪を使って生き延びたと考えられます。遭難が3週間、1か月、2か月続いても、水を飲みながら生き延びることができる人もいます。

　このような場合、マクロファージなどが、体の筋肉や骨など、生命に危険がない組織を食べて栄養に回してくれるのです。遭難した人が

発見されたときには、筋肉が衰え、骨がスカスカになり、足腰が立たないのはこのためです。緊急時に命をつないでくれている細胞の1つがマクロファージです。

マクロファージは生物の多細胞化とともに全身に散らばりましたが、生命に危険があるような栄養の過不足、危険な異物の処理はマクロファージが行っていることがわかりました。

実はマクロファージとはあまり呼びません。住み着いた場所により独特の形態があり、それぞれ、名前がついています。例えば、血液では単球、肝臓ではクッパー細胞、組織では組織球、皮膚ではランゲルハンス細胞、脳ではグリア細胞、骨では破骨細胞と呼ばれます。これらは、皆、マクロファージです。

1つ説明すると、破骨細胞は、私たちの骨がどんどん太くなったり、丈夫になったりしたとき、いらなくなった部分を取り除いてくれます。成長期は破骨細胞の運動が盛んです。

私たちは複雑な生物になりましたが、結局、体の基本を維持しているのはマクロファージです。単細胞生物時代の自分自身が全身に分布して生きているのはありがたいことですね。

この概論では、生きる上でこのような免疫の働きや、ストレスの問題について知る必要があることをお話しました。さらにストレスは、時代（環境）とともに変化していることも知っておきましょう。現在、事務的な仕事の際には、パソコンの画面を見ます。明るい画面を毎日見ると、肩がこり、大きなストレスになります。

今、精巣がん、乳がん、子宮頸がんなどが30代、40代の人に増えています。何度でも繰り返しますが、夜更かしは危険です。日没後、パソコンを長時間見るのは危険ということを、再度強調しておきます。

【参考文献】

Yamamura S, Arai K, Toyabe S, Takahashi HE, Abo T.

Simultaneous activation of granulocytes and extrathymic T cells in number and function by excessive administration of nonsteroidal anti-inflammatory drugs.

Cell Immunol. 1996;173(2):303-11.

Sagiyama K1, Tsuchida M, Kawamura H, Wang S, Li C, Bai X, Nagura T, Nozoe S, Abo T.

Age-related bias in function of natural killer T cells and granulocytes after stress: reciprocal association of steroid hormones and sympathetic nerves.

Clin Exp Immunol. 2004;135(1):56-63.

Suzuki M, Asako H, Kubes P, Jennings S, Grisham MB, Granger DN.

Neutrophil-derived oxidants promote leukocyte adherence in postcapillary venules.

Microvasc Res. 1991 Sep;42(2):125-38.

Saito A. Autoadaptation mechanism of the human body

Tohoku J Exp Med 102, 289-312, 1970.

斎藤 章,「自律神経の異常に基づくアレルギー現象の変貌について（自律神経のレベルからみた免疫とアレルギー -3,4-)」,（「東北医学雑誌」85(5) ,228-246,1972)

安保 徹,「体調と免疫系のつながり (1) 気圧と疾患 – 虫垂炎」,（「治療」79(10), 2305-2310, 1997-10)

安保 徹,「体調と免疫系のつながり (2) 白血球膜上に発現する自律神経レセプターと白血球の生体リズム」,（「治療」79(11) , 2510-2516, 1997-11)

安保 徹,「体調と免疫系のつながり (3) 感染による白血球の変化，そして体調」,（「治療」79(12), 2666-2671, 1997-12)

安保 徹,『免疫学の威力―なぜあなたの主治医は病気を治せないのか』,（悠飛社 ,2003)

安保 徹,『安保徹の免疫学講義』,（三和書籍 ,2010)

安保 徹,『医療が病いをつくる――免疫からの警鐘』,（岩波書店 ,2001)

安保 徹,『絵でわかる免疫』,（講談社 ,2001)

福田 稔,安保 徹,『免疫を高めて病気を治す最強事典』,（マキノ出版 ,2019)

安保 徹,『免疫力はミトコンドリアであげる』,（三和書籍 ,2021)

白血球の分類と感染症

1・赤血球と白血球

赤血球：ヘモグロビンを保有して酸素を運ぶ
白血球：生体防御

・マクロファージ：白血球の基本
　　大型、貪食能、脊椎動物への進化の過程で発生
・顆粒球：細菌を処理して化膿性炎症を起こして治癒
・リンパ球：抗体を作り、ウイルスや異種タンパクを無害化

末梢血

・マクロファージ　　5％　　　指令を出す、反応を終了させる
・顆粒球　　　　　 60％　　　好中球　　90％　　細菌処理
　　　　　　　　　　　　　　好酸球　　5％　　アレルギー反応
　　　　　　　　　　　　　　好塩基球　5％　　化学伝達物質
　　　　　　　　　　　　　　　　　　　　　　　　を出す

・リンパ球　　　　 35％

　私たちの血液には血球が循環しています。血球には、赤血球と白血球があります。

　赤血球は1/μLあたりに約400万個あり、ヘモグロビンを保有して酸素を運びます。ヘモグロビンは酸素と結合したときに赤く見えます。

　白血球は体を守る仕組みで、集めると白く見えます。私たちは多細胞生物として進化して、皮膚の細胞、腸の上皮、筋肉、骨などを構成する細胞がどんどん特殊化していきました。その結果、異物から体を

守る働きはむしろ退化したことは、すでに触れました。この多細胞生物の弱点を乗り越えるため、白血球が生まれました。

　少し復習をしましょう。白血球を広義の免疫と捉えると、その基本はマクロファージとなります。マクロファージは、単細胞生物時代のアメーバー様の細胞です。特殊化の流れよりも、全身に分布して体を守る流れを作りました。マクロファージという名前は、大型で貪食するという特徴によります。

　マクロファージは、栄養処理も行います。

　無脊椎動物までは、マクロファージ１種類で生体防御をしていました。脊椎動物になってから進化して、顆粒球とリンパ球が生まれました。

　顆粒球は、マクロファージの貪食能をさらに強く進化させたものです。主に細菌を処理し、化膿性炎症を起こして治癒に導きます。歯茎や皮膚が化膿したときの膿の成分は、顆粒球が細菌を処理したものです。

　リンパ球は、マクロファージが貪食能を失い、炎症部位に留まるときに使っていた接着分子を進化させたものです。抗体を作ってウイルスや異種タンパクを凝集させ、無毒化します。ハウスダストや甲殻類などでアレルギーの炎症を起こすときには、この抗体が異種タンパクと反応して、凝集させ排除しています。

　このように私たちの白血球の中身は、マクロファージ、顆粒球とリンパ球の３つで成り立っています。

　末梢血では、およそ、マクロファージ（５％）、顆粒球（60％）、リンパ球（35％）の比率で分布しています。この状態のとき、私たちは細菌感染にもウイルス感染にもほとんど打ち勝つことができます。

　マクロファージは基本の細胞なので、細菌やウイルスが入ってきたことを最初に感知して、顆粒球かリンパ球のどちらかに指令を出します。免疫の反応を終わらせるのもマクロファージです。皮膚に吹き出

ものができても、最終的に、きれいに元に戻ります。貪食能を使い、反応を元に戻す働きもあります。

　顆粒球には、好中球（90%）、好酸球（５%）、好塩基球（５%）の３種類があります。

　好中球は、細菌の処理をしています。一番数が多いのは、日常的に出会っているたくさんの細菌を処理しなければならないためです。

　好酸球は、ハウスダストや寄生虫のアレルギー反応のときに働きます。アレルギーの他、アトピー性皮膚炎や気管支喘息のとき、寄生虫（回虫、線虫など）が入ってきたときにも好酸球が増えて働きます。

　好塩基球は、アレルギーのとき、アレルギー反応で、ヒスタミン、セロトニンなどの化学伝達物質を出します。ヒスタミンが出ると、アトピーの人がかゆくなるセロトニンが出て、粘膜が腫れあがる反応を起こします。これは、体に入った抗原を処理するため、血流を増やす働きです。

　このように顆粒球は、細菌、異種タンパク、寄生虫に働き、感染症と戦っています。

２・リンパ球の組織

```
中枢リンパ組織          ┌  胸腺（Thymus）
リンパ球が作られる場所   ┤  骨髄（Bone marrow）
                       └
末梢リンパ組織          ┌  リンパ節
リンパ球が働く場所       ┤  脾臓
                       └  末梢血
```

　リンパ球は血液に乗って体の中を回ります。このリンパ球を作ったり、作られたリンパ球が住み着いて働いたりする組織があります。リンパ球が作られる場所が中枢リンパ組織、働く場所が末梢リンパ組織です。

　中枢リンパ組織には、胸腺と骨髄があります。

　胸骨の後ろに小さなリンパ球の詰まった組織があり、これを胸腺と呼びます。もとをただせば、胸腺は、魚類の鰓から進化したものです。私たちの祖先が陸上に上がって両生類になると、鰓は退化しました。この退化した鰓の組織の名残が胸腺です。

　もう１つ、骨髄でもリンパ球が作られます。骨髄も胸腺同様に、生物が上陸する前にはなかった臓器です。魚の骨をガリッとかじっても骨髄はありません。胸腺や骨髄は、生物が上陸して初めて現れた免疫組織です。これらがリンパ球を作ります。

　英語だと、胸腺は Thymus、骨髄は Bone marrow です。英語で書いた理由は、この頭文字を使って、胸腺でできるリンパ球を T 細胞、骨髄でできるリンパ球を B 細胞と呼ぶからです。これらについては次節以降、度々登場します。

このようにして作られたリンパ球の受け皿が末梢リンパ組織です。末梢リンパ組織には、リンパ節、脾臓、末梢血があります。

　最初に、末梢血の中のマクロファージ、顆粒球、リンパ球の分布をお話しました。末梢血以外にも、リンパ節や脾臓にもリンパ球は多く集まっています。例えば、風邪をひいたとき、顎の下にコロコロしたものを触ることができるのが顎下リンパ節です。ズボンの上から鼠蹊部を触るとコロコロしているのが鼠蹊部のリンパ節です。

　脾臓にもリンパ球が存在します。脾臓は胃を取り囲む血管から進化した臓器です。丁度、私たちの胃のわきにあり、リンパ球を抱えています。

3・リンパ球の分類

リンパ球の種類

T 細胞 （70%）自ら抗原と反応　――　細胞性免疫
B 細胞 （20%）外に抗体を分泌　――　液性免疫
NK 細胞（10%）免疫が成立していなくても働く、がん細胞
　　　　　　　　に対する免疫

　胸腺で作られるリンパ球を T 細胞、骨髄で作られるリンパ球を B 細胞と呼びます。これら 2 つのリンパ球は大きく異なります。ツベルクリン反応の例が顕著ですが、T 細胞は、結核の抗原に対して自ら働いて反応します。これに対して、B 細胞は、細胞の外にいろいろな抗体を分泌して免疫反応を起こします。T 細胞のように、自ら反応する場合を細胞性免疫、B 細胞のように、抗体を作り血液の中に出して小さな分子として働く場合を液性免疫と呼びます。

　末梢血中のリンパ球の分布の比率は、T 細胞が 70%、B 細胞が 20% です。残りの 10% は NK 細胞という面白いリンパ球です。NK 細胞はがん細胞を殺す免疫です。1975 年に抗原と反応して免疫が反応することなく直接殺すことが判明しました。このことから Natural Killer と名付けられ、頭文字を取って NK 細胞と呼ばれています。

　免疫が成立しなくてもすぐに働ける NK 細胞と異なり、T 細胞や B 細胞は、一度抗原と反応して免疫が成立しないと働くことができません。第 1 講義で触れた潜伏期間（3 ～ 5 日）のうちにリンパ球が増えて始めて免疫が働くことができます。T 細胞と B 細胞、NK 細胞の性質の違いはきちんと把握しておきましょう。

4・免疫反応の特徴

特定の抗原と反応するクローンが拡大して免疫ができる

クローンの拡大、潜伏期間、2度がかりなし

T細胞：抗原と反応するレセプターが膜上にある
B細胞：抗体は細胞から離れる

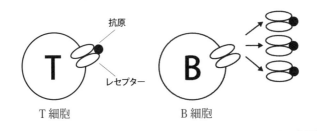

　クローン人間という言葉を聞いたことがある人は少なくないでしょう。遺伝子が全く共通していれば、一卵性双生児のように、姿形が同じ、人間のコピーを作り上げることができます。

　こうした技術をクローン（クローニング）と呼びますが、リンパ球でも、特定の抗原と反応する遺伝子が決まっていて、特定の抗原と反応するクローンが存在します。そのクローンと特定の抗原が反応すると、そのクローンだけが拡大して免疫が成立します。

　したがって、1回目は時間が必要ですが、2回目以降はすでに相手にするクローンが拡大しているので、ほとんど病気の症状を出さずに治ってしまいます。これが、クローンの拡大、潜伏期間の存在、2度がかりなしの意味です。はしか、おたふく風邪など、若いときに感染

することで一生続く免疫が起こります。

　ところが、マクロファージ、顆粒球、そしてNK細胞はこのような
クローンを持ちません。すぐに反応して、貪食して、異物を排除する
ため免疫反応は起こりません。

　ですから、クローンを構成して特定の抗原と反応するという免疫反
応はT細胞、B細胞のみの特徴です。

　T細胞とB細胞の違いは、次のようにも説明できます。T細胞（細
胞性免疫）は、抗体（抗原と反応するレセプター）がリンパ球の膜上
に常時存在するので、リンパ球が自ら働かないと行動できません。こ
れに対してB細胞（液性免疫）は、抗体を細胞から血液や体液の中
に分泌して抗原と反応させます。

5・B細胞が分泌する抗体の種類

(Ig: Immunogloblin)

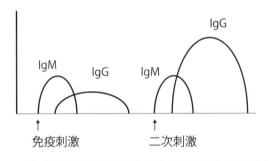

IgM： 最初の抗体
IgG： 二次反応でよく出る抗体　　　常に血液中にある
IgA： 体の外に分泌される抗体
IgE： アレルギーを起こす抗体 —— アレルギー患者に出現

　B細胞が作る抗体のことを免疫グロブリン（Ig：Immunogloblin）と呼びます。それぞれの特徴によって種類がありますが、上の図の4つを押さえましょう。

　風邪やワクチン接種の際、最初に出る抗体がIgMです。IgGが少し遅れて出ます。1回目のワクチンと2回目のワクチンの違いを示します。

　IgGは大量に出る抗体です。お母さんの胎盤を経由して胎児にも移行します。生後間もない赤ちゃんが風邪をひかない理由は、お母さんの免疫から移行したIgGが体を守ってくれるからです。一方で、IgMは分子量が大きくて胎盤を経由できません。

　IgAは、唾液、消化液、母乳、涙など粘膜外に分泌される抗体です。

それほど歯を磨かなくても虫歯にならない人もいます。これは、唾液中のIgA抗体が十分にあれば、微生物を処理できるからです。

　これら、IgM、IgG、IgAの3つの抗体は、量は異なりますが、常に血液中にあります。

　これに対して、IgEは、アレルギーのない人にはほとんど見られません。アトピー性皮膚炎、気管支喘息、花粉症の反応を出す人の血液中に出ています。

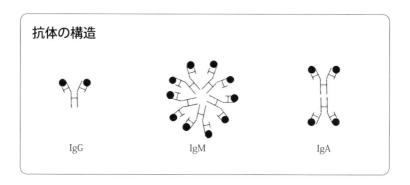

抗体の構造

IgG　　　　　　　　IgM　　　　　　　　IgA

　さらに詳しく、抗体の構造のお話をしましょう。抗体の大きさは、アミノ酸100個くらいの構造の塊です。この塊がIgMでは5個、IgAでは2個など、いくつかつながることもあります。抗体の先端で抗原と反応します。1つの抗体は2個の抗原を付けることができます。ですから、IgGは2個、IgMは10個、IgAは4個抗原を付けることができます。

　IgMでは、（細かいアミノ酸配列は異なりますが似たようなIgG様の）塊がこのように5個もつながっているので、IgMは分子量が大きく抗体の働く力は強いです。しかし、胎盤を経由して赤ちゃんにたどりつくことはできません。

　IgAは1個で存在するものも2個で存在するものもあります。ですからIgAの抗体は1つで抗原を4個付けることもできます。

6・いろいろな感染症と戦う白血球

・細 菌 （例：ブドウ球菌）
　　マクロファージ、顆粒球（好中球）
・ウイルス（例：アデノウイルス）
　　T細胞、B細胞（抗体）
・寄 生 虫 （例：回虫）
　　マクロファージ、顆粒球（好酸球、好塩基球）
・真 菌 （例：水虫）
　　マクロファージ、顆粒球（好中球）
・原 虫 （例：マラリア、細胞内寄生する）
　　マクロファージ、古いタイプのリンパ球

※「古いタイプのリンパ球」
　　　　……自己抗体を作るリンパ球、腸管で生物上陸前に進化

　いろいろな感染症がありますが、特に多いのは細菌類です。膿を作る細菌（ブドウ球菌や連鎖球菌など）に感染した場合、まずマクロファージが出てきて、次に顆粒球のうち主に好中球が出てきて戦います。吹き出ものが出る場合も、まずマクロファージが出てきて、膿を作りますが、このとき、顆粒球のうち一番数の多い好中球が働いています。そのうち膿がぽろっと取れ、自然に吸収される場合も、マクロファージが働いています。

　風邪のウイルスで有名なのは、のどが腫れるアデノウイルスです。このときも出だしはマクロファージですが、次第にT細胞、B細胞が主体になります。このように、細菌感染とウイルス感染では戦う白

血球が異なります。

　寄生虫がお腹に住み着いて、腹痛や下痢が起こる場合は、マクロファージ、好酸球、好塩基球が戦っています。腸にへばりついたり、住み着いたりするのを、好塩基球がヒスタミンやセロトニンを使い体の外に排除します。このとき下痢が起こります。体の中に入ったときも、好酸球やマクロファージが、攻撃や貪食をして排除します。

　真菌はカビ類です。水虫が有名です。日本のように湿度が高い地域で革靴を履くと水虫が住み着き、一番、湿度が高い梅雨のころ、分裂して炎症を起こします。だんだん寒くなると、増殖できずおとなしくなり、来年の梅雨の時期まで皮膚のどこかに住み着きじっとしています。水虫との戦いでは、マクロファージがやって来て炎症を起こして水泡を作ります。そして、好中球が戦い、膿がたまります。

　マラリアの原虫など細胞内に寄生する場合も、基本はマクロファージです。後述しますが、古いタイプのリンパ球（自己抗体を作るリンパ球のこと。生物の上陸前、主に腸管で進化した細胞）も働きます。

　原虫は、細胞の中に潜り込んでしまうので、普通の方法では攻撃できません。マクロファージが感染細胞を食べるか、古いタイプのリンパ球が自己抗体を作り、異常自己として攻撃して弱らせたものをマクロファージが食べるという独特な戦い方をしています。

7・白血球の自律神経支配

顆粒球：60%　　　　　　　リンパ球：35%。
（55〜65%）　　　　　　　（30〜40%）

AdR（Adrenalin Receptor）　　　AchR（Acetylcholine Receptor）
アドレナリン（交感神経刺激物質）　　アセチルコリン（副交感神経刺激物質）

アドレナリン受容体

アセチルコリン受容体

生き方の無理（忙しさ、悩み、夜更かし、目が疲れるなど）
不活発な生き方（運動不足、食べすぎなど）
感染症と戦う白血球も働きすぎるとマイナスに働く
顆粒球過剰　　→　　組織破壊の病気
リンパ球過剰　→　　抗原に過敏なアレルギー疾患

　私たちの末梢血の中には、顆粒球が 60%、リンパ球が 35% という
比率で存在しています。個人差もあり、健康な人の場合はこの±５％
の範囲に入ります（顆粒球：55〜65%、リンパ球：30〜40%）。
　ところが、私たちの生き方の無理や不活発な状態が続き、自律神経
に偏りが生じると、白血球の分布も偏ります。顆粒球は膜上にアドレ
ナリンに対するレセプターがあり、交感神経刺激で数を増やします。
リンパ球は、膜上にアセチルコリンレセプターがあり、副交感神経刺
激で数を増やします。

　交感神経系に偏る場合の原因は無理な生き方です。具体的には、忙しさ、悩み、苦悩、夜更かし、目の酷使が続くと顆粒球が増え、リンパ球が減ります。症例としては、歯周病や潰瘍性大腸炎、痔、子宮内膜炎などです。これらは顆粒球過剰の病気なので、膿がたまります。歯周病だと歯槽膿漏、痔では痔瘻、子宮内膜炎では膣からおりものが出る状況になります。

　副交感神経系に偏る場合の原因は、不活発な生き方による、運動不足や食べすぎです。運動しないでたくさん食べると、ある程度まで免疫は上がります。しかし、行きすぎるとリンパ球過剰の病気が起こります。アトピー性皮膚炎、喘息、花粉症、その他アレルギー疾患に苦しむようになります。これらは過敏の病気です。金属アレルギー、紫外線アレルギー、新しい家の新建材の有機溶媒に過敏に反応するなども、リンパ球が過剰なために起こる病気です。

　いろいろな感染症と戦う大切な白血球ですが、私たちの生き方が偏ると、正常なバランスが崩れ、マイナスに働き、病気と関係してきます。顆粒球過剰の場合は組織破壊の病気に、リンパ球過剰の場合は抗原に過敏なアレルギー疾患になります。

　昔は、アトピー性皮膚炎や気管支喘息などのアレルギーに悩む患者さんは少数でした。しかし、日本が豊かになり便利で食べ物が増えると、アレルギー疾患が増えました。

　若い方はご存じないと思いますが、昔の小さな子どもは、増えた顆粒球が副鼻腔の常在菌と反応して、副鼻腔炎を起こして「青バナ」を垂らしていました。寒さ、ひもじさが、子どもにとっては交感神経を刺激していたということです。現代では滅多に見なくなりました。昭和40年代に入ると、日本は経済の成長によって豊かになり、子どもたちはひもじい思いをせず、暖かいアルミサッシの家に住むようになったからです。お年寄りが、歯周病で総入れ歯になることも減りました。

しかし、今の子どもたちは、「青バナ」とは逆で、アトピー性皮膚炎や喘息などに悩まされるようになりました。「あまりにご馳走を食べて、ゆったりかまえるのも危険」という感覚を持っていると、わが身のバランスを守ることができると思います。

【参考文献】

Yamamura S, Arai K, Toyabe S, Takahashi HE, Abo T.

Simultaneous activation of granulocytes and extrathymic T cells in number and function by excessive administration of nonsteroidal anti-inflammatory drugs.

Cell Immunol. 1996;173(2):303-11.

Sagiyama K1, Tsuchida M, Kawamura H, Wang S, Li C, Bai X, Nagura T, Nozoe S, Abo T.

Age-related bias in function of natural killer T cells and granulocytes after stress: reciprocal association of steroid hormones and sympathetic nerves.

Clin Exp Immunol. 2004;135(1):56-63.

Saito A.

Autoadaptation mechanism of the human body

Tohoku J Exp Med 102, 289-312, 1970.

斎藤 章,「自律神経の異常に基づくアレルギー現象の変貌について（自律神経のレベルからみた免疫とアレルギー -3,4-)」,（「東北医学雑誌」85(5),228-246,1972)

安保 徹,「体調と免疫系のつながり (2) 白血球膜上に発現する自律神経レセプターと白血球の生体リズム」,（「治療」79(11), 2510-2516, 1997)

安保 徹,「体調と免疫系のつながり (3) 感染による白血球の変化, そして体調」,（「治療」79(12), 2666-2671, 1997)

安保 徹,『免疫学の威力——なぜあなたの主治医は病気を治せないのか』,（悠飛社 ,2003)

安保 徹，『安保徹の免疫学講義』，（三和書籍，2010）

安保徹，『医療が病いをつくる——免疫からの警鐘』，（岩波書店，2001）

安保徹，『絵でわかる免疫』，（講談社，2001）

安保徹，『病気にならない生き方』，（三和書籍，2015）

福田 稔，安保 徹，『免疫を高めて病気を治す最強事典』，（マキノ出版，2019）

安保 徹，『免疫力はミトコンドリアであげる』，（三和書籍，2021）

自律神経と内分泌

1・自律神経の働き

自律神経を形成する神経

交感神経　　　──　　活動の体調を作る
副交感神経　　──　　休息、睡眠の体調を作る

　交感神経が働くと脈拍を上げ、血液循環を増やし、血糖値を上げることで、スポーツ、仕事、授業を受けるなど活動できます。活動していると疲れてくるので、夕方あたりから副交感神経が働き始めます。そうすることで脈拍を下げ、血液循環を減らし、血糖値を低下させて、休息、睡眠に入り疲れを癒すことができます。言葉を換えると、交感神経はエネルギーを消費する働きで、副交感神経は体を休めてエネルギーをためる働きです。

　副交感神経でもう1つ大事なことは、消化管活動です。ものを口に入れて噛むと、消化管の蠕動運動が起こり、消化液が出て、排泄します。休んだり眠ったりする以外に、食べることでも副交感神経が刺激され、リラックスすることになるのです。

　たくさん食べた後に歩いたり走ったりすることが困難なのは、副交感神経支配の体調になっているからです。昼食後になんとなく眠くなるのは、眠りと関係している副交感神経が働いているからです。お昼を半分くらいにしておくと、眠くなりにくいでしょう。

　交感神経と副交感神経の働きによって、無意識のうちに体の内部環境は整えられています。ほどよく交感神経と副交感神経が働けば、日中はバリバリ仕事ができます。そして、夜間はぐっすり眠り、翌日まで疲れが残らず、健康を維持できます。

　このリズムが崩れて、病気になっている人がたくさんいることは前の講義までにも見てきました。例えば、忙しいサラリーマンが睡眠時間を削ると、自律神経の働きが交感神経緊張に偏ります。長い時間、交感神経が刺激されると、疲れが取れず体調不良になります。交感神経の刺激で血圧が上がりすぎると、高血圧症になります。疲れを取る時間が少なすぎると自律神経失調症になることもあります。

　ほどよく交感神経が働いて活動し、そして、食べることも含め十分に副交感神経が刺激されて働くと、交感神経と副交感神経のバランスを取ることができます。このバランスが良い人は、高齢になっても病気になりません。

　交感神経は血圧を高め、脈拍を増やすので、過度の緊張が続くと心臓の病気になることがあります。胸が苦しくなる狭心症は、心臓が悪いというよりも、生き方のバランスが崩れた結果、自律神経が交感神経に偏りすぎて心臓に負担をかけたことで起こる病気と理解できます。医療費をかけても病気が治らない場合が多いのは、医師の問題だけではなく、患者さんがどのような生き方をしているかという点も重要だからです。

　生き方を間違えたときに病気になります。間違った生き方が原因で病気になった場合、病院で全部を解決することはできません。夜更かしをやめる、長時間労働から抜け出すなど工夫をして身を守る必要があります。

　ストレスを一番簡単に解消する方法は、たくさん食べることです。これは副交感神経が働くからです。たくさん食べているとだんだん太ります。ほどよく太っている最中はリラックスしています。しかし、太りすぎたときには、自分の体重を支えたり移動させたりするのが大変なので、動くだけで心臓に負担がかかってしまい、交感神経刺激状態になります。ストレスを解消するために食べることでリラックスを続けていると、交感神経が緊張し、日常生活がつらくなり、バランス

が破綻して病気になる恐れもあります。ですから、自律神経をいかに
バランス良く働かせるかが健康のカギになっています。

　付け加えると、分泌現象は副交感神経支配にあります。例えば、涙、
唾液、消化液、尿、便、子宮から月経で子宮内膜が脱落するなど、こ
うした排泄現象は、すべて副交感神経支配です。ストレスのために交
感神経の刺激が続くといろいろな分泌現象が抑制されます。ですから、
ストレスが続くと便秘になります。

　消化管が長時間働かないと生命に危険が及ぶので、突然、副交感神
経が優位となり排泄しようとする働きが起こります。これが、ストレ
スで下痢をする過敏な人の場合です。

　悲しいことがあると交感神経が刺激されます。このストレス状態が
続くと、わが身の危険を察知して泣き出します。涙が出てくるのも、
先の例の通り副交感神経反射です。本当につらいとき、泣くことがで
きる人は病気になりませんが、我慢強くて泣くことができない人は、
ストレスを抱え続けて病気をしてしまいます。

　女性の場合は月経時、体がだるく元気がない人は多いでしょう。こ
れは、月経の排泄現象自体が副交感神経反射を誘発するからです。

　このように、私たちの日常と自律神経のバランスとは関連していま
す。

2・内分泌の働き

ステロイドホルモン（副腎皮質ホルモン）

生理的濃度	──	血糖値を上げ、活力を生む
ストレス時	──	ミトコンドリアの働きを抑制 →　解糖系を刺激
薬理学的濃度	──	ミトコンドリアのエネルギー 生成を止め、炎症を抑える → 生命の危険（身体が冷える）

　自律神経は、無意識のうちに瞬時に働きます。これに対して、内分泌（ホルモン）は、無意識のうちにゆっくり働きます。なかでも、私たちの体調と深くつながっているのがステロイドホルモン（副腎皮質ホルモン）です。このステロイドが、生理的に一定の濃度である場合、血糖値を上げ、筋肉を動かし、いろいろな細胞の代謝が働き始め、体全体の活力を生みます。

　副腎の病気で、ステロイドホルモン分泌ができなくなるアジソン病という病気があります。アジソン病の人は、働いたり動いたりする活力が失われ、起きているだけで疲れてしまいます。

　ステロイドホルモンが生理的濃度を超えて多く分泌されるのが、ストレスを感じている場合です。ストレスがかかると大量のステロイドホルモンが副腎皮質から分泌され、ミトコンドリアの働きを抑制し、血糖値を上げ、解糖系を刺激します。野生の動物が天敵から瞬発力で逃げる、または、攻撃して相手を倒すときの働きです。このように、ステロイドホルモンは、生理的な濃度と、ストレス時の高い濃度とで

は異なる働きをします。

　もう1つ大事なことは、人工的に合成されたステロイドホルモンが薬として使われていることです。病院では、虫刺されでひどく腫れたとき、アトピー性皮膚炎のときにステロイドの塗り薬、あるいは、喘息の人にステロイドの吸入など、薬理学的な濃度でステロイドが使用されます。

　しかし、ステロイドはミトコンドリアの機能を抑制する働きをしますから、使い続けると、体がエネルギーを作ることができなくなります。エネルギーを遮断するために、炎症が止まるのです。医療界ではこのステロイドが多用されていますが、長期間にわたって使用すると生命に危険が及ぶ可能性もあります。

　ステロイドを使い続けた患者さんは、体が冷えています。ミトコンドリアの働きが抑制されエネルギーが産生されないからです。炎症を止める薬として広く使われていますが、使いすぎは禁物です。

3・自律神経・内分泌系による 白血球分布の調節

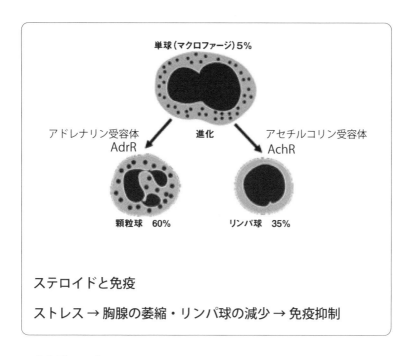

単球（マクロファージ）5％

アドレナリン受容体　　　　進化　　　アセチルコリン受容体
AdrR　　　　　　　　　　　　　　　　　AchR

顆粒球　60％　　　　　　リンパ球　35％

ステロイドと免疫

ストレス → 胸腺の萎縮・リンパ球の減少 → 免疫抑制

　自律神経や内分泌は、私たちの体のすべての細胞に働きますが、免疫を担当する白血球の分布の調節にも働きます。

　顆粒球の膜上にはアドレナリン受容体、リンパ球の膜上にはアセチルコリン受容体があります。交感神経が刺激されると神経節末端からノルアドレナリンが、副腎髄質からアドレナリンが分泌されます。ノルアドレナリンやアドレナリンを受け止める受容体は、顆粒球の膜上にあるので、交感神経が刺激されると顆粒球の数が増えます。一方、副交感神経節末端からはアセチルコリンが分泌され、副交感刺激を伝えます。

このような仕組みは人間を含む哺乳動物にもあるのでしょうか。動物にとって空腹の状態は交感神経を刺激します（お腹が空くとイライラして、逆に満腹になるとイライラがおさまります）。野生動物は、空腹になるとエサを求めて活動します（私たちは、仕事をします）。野生動物が活動を始めると、手足が傷つきやすくなるので顆粒球を増やして細菌に対する防御効率を高めます。

　一方のリンパ球は消化管の周りで進化が始まりました。食べ物を食べたときに入ってくるウイルスや異種タンパクが体の中に入らないように守ったのが免疫の始まりです。消化管は副交感神経支配です。

　交感神経や副交感神経が適度に刺激され、血液中の顆粒球とリンパ球の比率が５％くらいの変化を示すと、防御効率が高まります。忙しすぎる人は顆粒球増多、リラックス過剰の人はリンパ球過剰の病気へとつながります。

　夜更かしした人は、吹き出ものが出ていることがあります。この原因は、無理が続いたときに骨髄で作られ、末梢に出て常在菌と反応する顆粒球による炎症です。顆粒球が消化管や皮膚の毛根で一生を終えるので、ニキビ、吹き出ものは末梢で起こります。「夜更かしはお肌の大敵」というのは、交感神経が刺激された結果、便秘や吹き出ものとなるということです。

　昔は、食糧事情が悪かったので常にお腹が空いていて、電化製品もないので肉体労働などは過酷を極めました。すると、増えた顆粒球が消化管に常在する細菌と反応して、歯周病、糜爛性胃炎、胃潰瘍、クローン病、潰瘍性大腸炎、痔になるわけです。

　昔は、歯周病を起こして入れ歯になる人が多かったです。猛烈サラリーマンが痔になるのは、増えた顆粒球が直腸の周りの常在菌と反応して炎症を起こすからです。最終的に顆粒球の炎症は膿を作るので歯周病は歯槽膿漏、痔は痔瘻と膿が噴き出す病態を作ります。

　現代は豊かな時代で、食糧事情や肉体労働の質は改善されつつあり

ます。しかし今度はテレビやパソコンに熱中するあまりに、ついつい夜更かしをするようになりました。夜更かしのときは、やはり交感神経緊張で顆粒球が増えています。吹き出ものや便秘になるだけではなく、女性器にも炎症が起こります。子宮内膜症、卵管炎、卵巣嚢腫（のうしゅ）は顆粒球の炎症が原因です。卵巣嚢腫を患う女性は、忙しさに巻き込まれている人に多い傾向があります。

　また現代では、リンパ球過剰の病気が増えています。リンパ球は30 〜 40% くらいが理想ですが、45%以上になると過剰な値です。この状態だと、いろいろな物質、抗原、物理化学的な刺激、精神的なストレスに過敏に反応するようになります。ハウスダストに過敏なのは、アトピー性皮膚炎や気管支喘息です。昔に比べて子どもが外で遊ぶことが少なくなり、食糧が満ち足りているために多くなっていると考えられます。

　花粉症、化学物質過敏症、紫外線アレルギー、金属アレルギーもリンパ球過剰の病気です。歯科の治療で金属の被せ物をしても、リンパ球の分布が正常の人は、過敏性反応はありません。リンパ球が多い人の場合には、たまに金属アレルギーを起こします。

　私たちは、無理をしすぎると顆粒球過剰の炎症を起こし、楽をしすぎると過敏症などの病気になるということがわかります。

　長い人生の間には、いろいろなストレスを抱えます。ストレスと遭遇すると、大量のステロイドが副腎皮質から分泌され、胸腺萎縮と、末梢のリンパ球の減少が起こります。これが免疫抑制に働きます。

　免疫抑制剤としてステロイドホルモンが使われるのも、ストレス反応と類似の反応を起こすからです。例えば、臓器移植の際は、リンパ球が働いて移植片を拒絶します。拒絶されると移植した臓器が使えなくなるので、免疫抑制剤を投与します。その免疫抑制剤の第一選択肢がステロイドホルモンです。このように内分泌系と免疫系には深いつながりがあります。

なぜ、このようなストレス時に免疫が抑制されるかというと、免疫系のリンパ球はマクロファージから進化して、一番特殊化した分野だからです。

　リンパ球はふだん休んでいて抗原が来たら働くために、潜伏期間があり、この潜伏期間中にクローンが拡大します。リンパ球にはこのような独特の働きがあります。しかし、この働きをストレスがかかったときにまで維持し続けるのは困難なのです。

　生命に危険をもたらすほどの大きなストレスがかかったとき、胸腺は萎縮して、リンパ球も減少します。これは、体の失敗というよりは、進化した免疫系を抑制して、より生命に根源的なものにエネルギーを注ぐためと考えられます。

　他にも特殊化した組織の例を挙げると、1つは髪の毛です。頭髪は皮膚が特殊化したものですが、ストレスが強くて生きるのが精いっぱいのときには、このように特殊化したものを維持するのが困難になります。抗がん剤の使用時にも髪が抜けます。

　歯も特殊化した組織の一例です。つらい目にあうと、髪が抜けたり、歯が抜けたり、胸腺やリンパ球が切り捨てられたりする現象が起こります。

　目では、ロドプシンで可視光線を認識する網膜も特殊化しています。ですからストレスは、目も悪くします。白内障、緑内障、黄斑変性症などは原因不明とされていますが、特殊化した臓器を維持することがストレスにより困難になっていると考えれば、謎が解けます。この現象は、体の失敗ではなく、生きるための知恵と考えられます。

4・リズム（日内リズム・年内リズム）

　太陽が昇れば起床し、沈めば就寝するのが私たちのリズムです。活動や睡眠のリズムは、自律神経、内分泌、白血球のリズムを作ります。

　体のリズムのうち一番影響力が強いのは日内リズムです。交感神経ではアドレナリンやノルアドレナリンの分泌量に関係します。図のデータは、日中に高く夜に低く出ています。したがって日中活動して夜休むリズムになっていることがわかります。このようなリズムが私たちの体には備わっているのです。

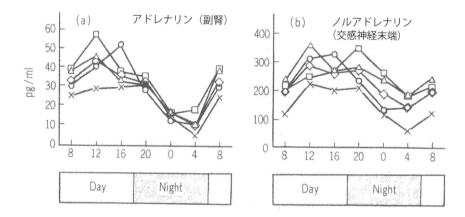

血中カテコールアミン値の日内リズムとその個人差

　日本と比べて欧州では9時間、米国では13時間くらいの時差があるため、海外へ旅行すると昼夜が逆転し、時差ぼけ（ジェットラグ）が起こります。夜更かしが常態化している人は、夜に活動するリズムが出てきます。そうすると午前中は頭がぼーっとして、午後3時、4時になってようやく目が冴えてきます。

内分泌について、ステロイドホルモンのリズムは人によって異なります。ストレスがかかったとき以外も、生理的にステロイドホルモンは分泌されています。下図からは、目覚める30分〜1時間前に生理的に分泌のスパイクがあることがわかります。これは、ミトコンドリアを一瞬だけ止めることでびっくりさせる反応で、覚醒のリズムを作ります。ステロイドを使うアトピー性皮膚炎や喘息の子どものリズムが乱れるのは、このような生理的リズムが壊れるからです。

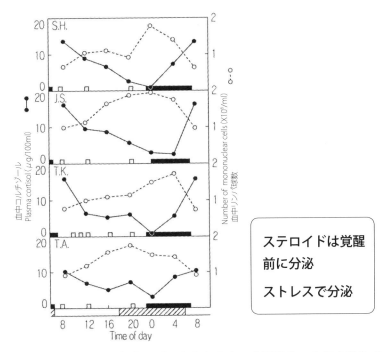

ステロイドは覚醒
前に分泌
ストレスで分泌

　日内リズムの他に年内リズムもあります。春夏秋冬の1年を通じて気圧は変化しています。冬は高気圧で、夏は低気圧です。気圧が高いことは空気（酸素）が濃いことを意味します。冬には脳卒中を起こしたり心臓を悪くしたりする人が増える傾向にあります。寒くて気圧が高い（酸素濃度が高い）冬は、興奮しやすくなり交感神経が刺激され

ているからです。逆に、夏は低気圧で酸素が少ないですから、けだる
くゆっくりする副交感神経優位の時期です。

　つまり、自律神経のうち交感神経は冬に刺激され夏に抑制されます。
逆に、副交感神経は冬に抑制され夏に刺激されるのです。

　春は、ちょうど冬から夏への変化の時期なので、自律神経が一番揺
さぶられます。ですから、春は落ち込んで五月病になったり、学校に
来られなくなったりする自律神経失調症の病気が生じます。秋も、副
交感神経優位から交感神経優位に変化する時期です。季節の変わり目
は自律神経が変化する時期でもあるのです。そのため春や秋には体調
を崩す人が多いのです。

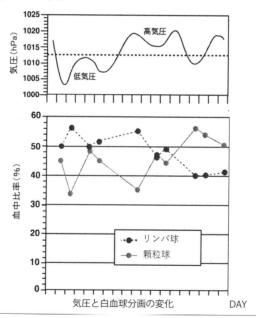

気圧と白血球分画の変化

気圧高い　空気（酸素）↑ ── 興奮（交感神経優位）

気圧低い　空気（酸素）↓ ── 落ち着く（副交感神経優位）

天気のこととして考えると理解しやすいでしょう。高気圧の冬だと雲がない晴れになることが多く、濃い酸素を吸うので元気が出て、交感神経が刺激されています。

空気が暖かいと雲ができるので、低気圧の夏では雨が降ります。雨が降る時は、薄い酸素を吸うのでしょんぼりしており、副交感神経が刺激されています。ですから、雨の日は、しょんぼりして悲しいことが思い出され、泣けてきます。これは自律神経の揺さぶりの結果です。

今、日本で自殺者数が多いのは、秋田県と新潟県です。本来、冬は高気圧の時期ですが、対馬暖流が日本海を北上するので暖かい水蒸気が上昇気流を作ります。そして雲ができるので、日本海側の空の色は鉛色です。本来、元気が出る冬に鉛色の空なので、日本海側では自殺者数が多いのです。春になると元気が出ます。絶対に死んではいけません。

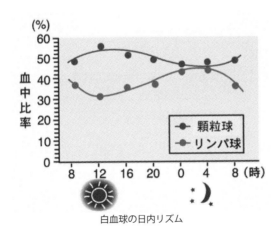

白血球の日内リズム

自律神経のみならず白血球にも日内リズムがあります。上図は、白血球の日内リズムを示したものです。リンパ球の比率は、昼間は35％ですが、夜間はこれより高くなります。顆粒球の比率は、昼間は

65％ですが、夜間はこれより低くなります。真夜中にリンパ球と顆粒球の比率は接近していることがわかります。

　リンパ球の比率は、夜間に高くなるので、風邪は夜に治ると言えます。ですから、睡眠時間をしっかり確保して、リンパ球を増やす時間を長くすれば、風邪は早く治ります。暖かくして長く眠ることが大事です。

　アトピー性皮膚炎のかゆみ、喘息の発作が起こるもの真夜中です。リンパ球比率が一番高くなるときに、このような症状が起こります。

天気の変化でも自律神経は影響を受ける

晴　　　　―――　　高気圧（酸素↑）―――　交感神経刺激
雨、曇　　―――　　低気圧（酸素↓）―――　副交感神経刺激

自律神経・内分泌の中枢

　視床下部
　感情領域が取り巻いている（大脳辺縁系）

　リンパ球がさらに増加するのは台風のときです。台風は、一番極端な低気圧ですから、最も副交感神経が刺激されます。このため、台風が来ると、アトピー性皮膚炎の方はかゆくなり、喘息の方は発作が起こります。逆に、高気圧のときはこのような症状は出にくいです。

　晴れの日、授業を受けていてもウキウキするのは、交感神経が刺激されるからです。雨の日、授業の途中で眠くなるのは、副交感神経が刺激されるからです。ですから、雨の日の食後は一番眠いのです。

　自律神経のうち交感神経は、脊髄の側方から血管に巻き付く形で末梢に行きます。副交感神経は、迷走神経や脊髄神経の形で首と仙骨か

ら内部に入ります。

　これらは無意識に働く世界ですが、脳からの指令も多少あります。脳の支配領域は視床下部ですが、視床下部には感情をつかさどる大脳辺縁系が取り巻いています。脳の神経は、周りに樹状突起を出して、近い場所はお互いにコミュニケーションを取ります。喜怒哀楽は視床下部に影響を与え、自律神経や内分泌の作用に影響を及ぼします。

　自律神経は無意識のうちに支配されますが、私たちの感情を介して動き出します。例えば、「頭に来た！　アイツだけは一生絶対許せない！」とか、「こういう行為は許しがたい！」という強い感情の場合には、大脳辺縁系から視床下部を介して交感神経が刺激され、非常に強く動き出します。ですから、忙しすぎても病気になりますが、他人を恨んだり怒ったりしても病気になります。

　財産の相続などに伴い、親族同士で裁判沙汰になることがありますが、裁判の途中にいがみ合った兄弟が両方とも亡くなってしまうことがあります。大きな相続だとしても、穏やかに解決する方法を模索しないと、最後にはお互いの体が危険にさらされてしまいます。

　これに対して、ニコニコ笑っていると副交感神経が刺激されます。ですから、「笑うと免疫力が高まる」というのは、視床下部を介して副交感神経が刺激され健康によい影響を与えているということです。しかし、１日中リラックスしていると、仕事も勉強もできないので気をつけなければなりません。

　悲しみ自体は交感神経刺激ですが、泣くことは分泌現象なので副交感神経を刺激します。悲しみをこらえる人は病気になりますが、泣ける人は病気になりにくいのです。「男は泣くな」という言葉を真に受けてしまうような男性は、交感神経過剰の病気に気をつけてください。

　愛は副交感神経の世界です。家族や恋人、自然、芸術を愛でるのは副交感神経の領域です。このように私たちの感情も無意識の世界とつながっています。

　無意識とつながっているのは呼吸です。何かに没頭していても呼吸は忘れません。この理由は、呼吸も自律（不随意）神経の支配下で起こっているからです。一方で、呼吸は随意神経の支配も受けているので、速く呼吸をしたり遅く呼吸をしたりは、自分で決めることができます。

　自然な形でリラックスするためには、1つの方法が呼吸で、もう1つの方法が好きなものを聴いたり見たりすることです。

　スポーツ選手がリラックスするときは、好きな音楽を聴いて深い呼吸をして心を落ち着けます。興奮すると日頃の力を発揮できないので、いろいろな工夫でリラックスに持っていきます。

　大リーグの野球選手はガムを噛んでいます。咀嚼は食べる行為の始まりなので、体は消化管活動の始まりと判断してリラックス状態を作り、緊張を和らげる効果があります。しかし、日本でのスポーツ界ではガムを噛まないことが多いです。

【参考文献】

Toyabe S, Iiai T, Fukuda M, Kawamura T, Suzuki S, Uchiyama M, Abo T.
Identification of nicotinic acetylcholine receptors on lymphocytes in the periphery as well as thymus in mice.　Immunology. 1997 Oct;92(2):201-5.

Suzuki S, Toyabe S, Moroda T, Tada T, Tsukahara A, Iiai T, Minagawa M, Maruyama S, Hatakeyama K, Endoh K, Abo T.
Circadian rhythm of leucocytes and lymphocytes subsets and its possible correlation with the function of the autonomic nervous system.　Clin Exp Immunol. 1997 Dec;110(3):500-8.

安保 徹,「体調と免疫系のつながり (26)、免疫系の年内リズム」,(「治療」,82 巻 4 号 1412-1416,2000)

安保 徹,『医療が病いをつくる――免疫からの警鐘』,（岩波書店,2001）

安保 徹,『絵でわかる免疫』,（講談社,2001）

安保 徹,『安保徹の免疫学講義』,（三和書籍,2010）

安保徹,『病気にならない生き方』,（三和書籍,2015）

福田稔,安保徹,『免疫を高めて病気を治す最強事典』,（マキノ出版,2019）

安保徹,『免疫力はミトコンドリアであげる』,（三和書籍,2021）

第 **4** 講義

エネルギー生成系

1・真核生物のエネルギー生成

> 私たちが食べ物からエネルギーを取り出す 2 つの方法
>
> 無酸素 ── 解糖系（ブドウ糖を乳酸に分解）
>
> 有酸素 ── ミトコンドリア系（乳酸を炭酸ガスと水に分解）

　私たちは、ご飯を食べて生きています。食べたご飯をどのようにエネルギーに変えるのでしょうか。この講義では、私たち人間を含む、真核生物のエネルギー生成方法について述べたいと思います。

　私たちは 1 つの生物のように見えますが、進化の源流をたどると、今から 12 億年前に 2 つの異なる生物が合体して出現しました。生命が 38 億年ほど前に誕生したとき、地球には酸素がありませんでした。そのときの生命（原核生物）は無酸素で食べ物からエネルギーを取り出して繁栄していました。その後、30 億年ほど前に、太陽の光を使って糖を合成する光合成細菌が進化で生まれ、老廃物としての酸素を放出し始めました。

　こうして、地球上に酸素が出現しました。そして、光合成細菌から進化した植物も酸素放出に加わり、今では、地球の大気の酸素濃度は 21％にまで上昇しています。しかし、今から 20 億年ほど前、無酸素の状態から酸素濃度が 3％くらいにまで上昇すると、私たちの古い先祖（以下、原核生物）は無酸素で繁栄していたので、酸素による酸化の害で生きづらくなりました。

　一方、この酸化力の強い酸素を上手に使って、大量のエネルギーを食べ物から取り出すミトコンドリア生命体が進化の過程で誕生しました。無酸素の時代に原核生物の反応系の主体は、炭素が 6 つながっ

た6炭糖のブドウ糖を、3つの炭素がつながった乳酸に分解する方法で、エネルギーを取り出していました。このすっぱい乳酸を安定したエサにしようとして、ミトコンドリア生命体は原核生物に寄生を繰り返しました。ところが、原核生物の分裂が速いために希釈され、なかなか安定した共生関係にはなりませんでした。

　8億年ほどかけた今から12億年くらい前に、ミトコンドリア生命体は、原核生物の分裂促進遺伝子を抑える（分裂抑制）遺伝子を持ち込み、住み着きました。これが、無酸素で生きる生物と有酸素で生きる生物、つまり、2つの生物が合体して生まれた真核生物です。

　ここから、さらに長い時間をかけて私たち人間へと進化しました。ですから、私たちは呼吸して酸素を使って生きているように見えますが、食べ物からエネルギーを取り出す50%だけが有酸素で、残りは昔ながらの無酸素の状況下でエネルギーを取り出しているのです。

　100m競争など短距離を走るときには、わざわざ呼吸を止めて、体の中に酸素が入って来ないようにして瞬発力を出します。逆に、エアロビクスなどでは、たっぷり息を吸って、酸素を取り入れて、瞬発力の正反対の持続力を得ます。このように私たちは、無意識のうちに2つのエネルギー生成系を使い分けて活動しているのです。わざわざ息を止めるなどという独特な行動は、こうしたエネルギー生成系に由来しているわけです。

　もう1つ具体例を挙げると、バッティングセンターで速い球を打つときなどに顕著です。いちいち息をしていると機敏な動作ができなくなるので、息を止めて打ちます。つまり、瞬発力の筋肉を動かすのは無酸素の世界です。当然、呼吸が止まると死んでしまいますから、私たちは有酸素でも生きています。

　こうして、私たちは50%が無酸素、残りの50%が有酸素という方法でエネルギーを作り出しています。無酸素の方法を「解糖系」、有酸素の方法を「ミトコンドリア系」と呼びます。原核生物は、ブドウ

糖を乳酸に分解しました。これが解糖系の反応の基本です。

　この解糖系の方法は、漬物の発酵現象とよく似ています。野菜を漬けるときには漬物石を使いますが、これは、重しで酸素を追い出して反応系を解糖系にしているのです。沢庵、白菜、キムチなどは、長く漬けているうちに、だんだんすっぱくなります。これは、ブドウ糖を乳酸に分解する解糖系の反応が起こっているからです。

　私たちの体の中でも、このような反応が起こっています。100mを全力で走ると、疲れてそれ以上は走れなくなります。その理由は、疲労物質の乳酸が発生しているからです。

　反対にミトコンドリア系からは、酸素をたっぷり取り入れるエアロビクスやマラソンなどの運動に必要な持続力を得ています。鼻で息をしていると酸素が間に合わないので、口を開け呼吸をしたくなります。これが有酸素の世界です。

　ミトコンドリア系は、解糖系が出した乳酸を分解して、炭酸ガスと水を作ります。私たちは、水を飲まなくても尿が出ますし、呼吸で酸素を取り込んだ後、吐く息で炭酸ガスを放出しています。有酸素の世界では、解糖系が残した乳酸を分解、つまり、食べ物のエネルギーを全部取り出すという反応が起こっています。解糖系は効率が悪いですが、ミトコンドリア系は食べ物を炭酸ガスと水にまで分解します。食べ物を最後まで効率よくエネルギーに変えているのがミトコンドリア系です。

　私たちの食べ物は、まず、ご飯、パンなどの炭水化物です。炭水化物は分解すれば炭酸ガスと水になります。脂肪も分解すれば、最後は炭酸ガスと水になります。タンパク質も分解すれば、炭酸ガスと水になる他に、アミノ基があるのでアンモニアが加わります。基本的に私たちは、解糖系とミトコンドリア系の2つの方法でエネルギーを取り出しています。

2・解糖系

解糖系の特徴

　1分子のブドウ糖から2分子のＡＴＰ（アデノシン3リン酸）
　細胞分裂のエネルギー、白筋に使われる
　糖しか使えない
　5℃低下が至適温　（37℃ − 5℃ ＝ 32℃）

　私たちは食べ物からエネルギーを取り出していると説明しています
が、これは、エネルギーの通貨と言われる ATP（アデノシン3リン酸）
を作り出す反応のことです。解糖系では、1分子のブドウ糖から2分
子の ATP を作っています。

　解糖系で得たエネルギーは、まず細胞分裂のために使われます。具
体的には、皮膚、腸の上皮、骨髄細胞、男性の精子の分裂が、解糖系
で得られるエネルギーを使っています。筋肉が発達してからは、瞬発
力に使います。

　筋肉には、白い筋肉 (白筋) と赤い筋肉（赤筋）があります。ミト
コンドリアの少ない筋肉は白く、ミトコンドリアが多い筋肉は赤く見
えます。その理由は、ミトコンドリアのいる筋肉には、酸素の出し入
れのために鉄分子が使われているからです。ミトコンドリアのいる筋
肉は、ポルフィリンというタンパクの中に鉄分子が1つ入ったヘムタ
ンパクから成っています。これが酸素と結合するとき、赤い色調を出
すのです。ニワトリの赤みの強いモモの筋肉では、主に持続力のある
赤筋が使われています。その反対に、ニワトリの胸の筋肉が白いのは、
鳥が飛び立つときの瞬発力の筋肉であるからです。

繰り返しになりますが、解糖系では、1分子のブドウ糖から2分子のATPを作ります。この反応系が細胞分裂に使われます。瞬発力のある白筋を使っています。

　解糖系の1つの特徴は、体温より5℃の低温が至適温だということです。体温が37℃ならば、5℃低い32℃が至適温です。つまり皮膚の細胞が分裂するのは、寒さに曝され、32℃くらいに冷やされたときです。ですから、冬でも裸足ですごしている人の足裏は、固くなります。寒い場所ですごす人の肌は厚くなりますが、いつもストーブの前に座っている人の肌は分裂しないので薄くなります。

　秋田の伝統的な年中行事に「なまはげ」の来訪があります。その背景をエネルギー生成の観点から考察すると、子どもたちが囲炉裏の前に座って怠けていると、皮膚の分裂が抑えられ丈夫にならない、背が伸びないので、それを戒め、成長を促している意味もあるのでしょう。

　男性の精子が分裂するのも5℃低いときです。胎生期に精巣は体の中心部にできますが、出生期には精巣下降を起こします。昔の人がフンドシですごしていたのも、精巣の温度を調整するという意味では効果的だったのです。試してみるとわかりますが、100mほど歩くとフンドシがズレます。すると、いい風が入ってくるので、精子は分裂できます。生地が厚くズレにくい上等なパンツでは股間が蒸れてしまい、分裂は促進されません。

　100mなどの短距離走の成績は、暑いよりも寒い方が良い結果が出ます。これも解糖系の至適温と関連するかもしれません。

　もう1つの特徴は、このような解糖系の反応には糖しか使えないということです。特に、子ども時代はこの解糖系が中心で分裂促進して成長していきます。ですから、子どもが10時のおやつ、3時のおやつ、成長期の中学生がカップラーメンや菓子パンなどを夜食に欲しがるのは、成長にたくさんエネルギーを使っていて、糖を補給しないとやっていけないという解糖系の世界に生きているからです。

3・ミトコンドリア系

ミトコンドリア系の特徴

1分子のブドウ糖から36分子のATP
細胞分裂の抑制、赤筋に使われる
乳酸（糖）、脂肪、タンパク質を使うことができる
有酸素と37℃以上が至適条件
ミトコンドリア系
　　　クエン酸回路と電子伝達系からなる
　　　食べ物から水素を取り出す
　　　水素をプロトンと電子に分けて電気エネルギーを作る
　　　脱分極してATP合成を行う

　ミトコンドリア系は、解糖系が使い終わった乳酸（糖）、脂肪、タンパク質をエネルギーに使うことができます。小学生が山で7日間遭難した事件を先に紹介しました。実はこのとき、ミトコンドリア系も彼の生存に役立っていたと考えられます。

　どういうことかというと、食べ物が体に入って来ないときには、ミトコンドリア系が働き、体に貯め置いた脂肪を使ってエネルギー生成を行うということです。ですから、食べ物がなくても生きていけるのです。だんだん、痩せこけてきますが、脂肪がなくなったら、今度は、細胞がタンパク質を栄養に回します。

　長く絶食していると、足腰が立たなくなるほど弱りますが、生きていけます。このようなときは、ミトコンドリア系が働いて、糖以外のものを使い生き延びています。

　ミトコンドリア系は、少し時間をかけて1分子のブドウ糖から36

分子の ATP を取り出します。無酸素の解糖系では、瞬間的に反応しますが、1分子のブドウ糖から2分子しか ATP を取り出せませんでした。同じ食べ物を食べたときでも、エネルギー効率が実に 18 倍も異なります。ですから、脂肪などを消費するときは、ミトコンドリアが働きます。

　ミトコンドリアが働くには、有酸素と 37℃以上の体温が至適条件です。ミトコンドリアを多く含む有酸素で動く筋肉（心臓の赤い筋肉、骨格筋のうち赤筋、横隔膜）や脳神経は、高温で実力を発揮します。マラソンでは、42 ～ 43℃まで体温が上昇します。高体温は危険と思われますが、42 ～ 43℃でも、マラソン選手はちゃんと生きています。心臓が一生懸命に脈を打ったときは 40℃くらいの体温になります。脳神経にもミトコンドリアは多いです。頭に血が上ると言いますね。熱心に勉強したり、考え込んだりすると頭に血が上るのも、37℃以上が至適温であることが関連するのかもしれません。

　ミトコンドリアを働かせるには、たくさん呼吸をして、高い温度であればよいということです。風邪をひいたときに発熱するのは、リンパ球のミトコンドリアに一生懸命に働いてもらうための反応です。ですから、発熱時には薬で熱を下げるのではなく、「しめしめ、ミトコンドリアが働く条件を整えてくれているなあ」と思わなければなりません。

　ミトコンドリアの働きは、細胞分裂の抑制です。ミトコンドリアが多いところでは細胞分裂が少ないのです。「3つ子の魂 100 までも」というように、3歳くらいまでに分裂を終了した後、分裂せずに使い続ける細胞である脳神経が、その例です。皮膚はミトコンドリアが少ないので分裂しますが、ミトコンドリアが多い脳神経は分裂を起こしません。ですから、皮膚は傷ついてもすぐに再生できますが、脳梗塞などで脳神経が傷害されたときには、致命的になることが多いのです。

　筋肉が進化してからは、ミトコンドリアは赤筋に多く含まれます。

　ミトコンドリア系は解糖系より複雑な作りをしており、クエン酸回路と電子伝達系から成っています。クエン酸回路は、食べ物から水素を取り出す反応です。取り出した水素をプロトンと電子に分けて、電気エネルギーを作ります。ミトコンドリアの内膜の外にプロトン、内側に電子を配置して、電気エネルギーを作ります。たまった電気を脱分極させて元に戻すときのエネルギーを使い、ATPの合成を行います。つまり効率は良いのですが、エネルギーを取り出すのに時間がかかるということです。ですから、持続力に使われます。

　一方、ミトコンドリアの少ない解糖系は、6炭糖のブドウ糖を3つの炭素がつながっている乳酸に分解するという簡単な反応で、酵素が10種類くらいかかわる反応です。時間をかけずにエネルギーを作るため、瞬発力に使われます。

4・体温

ミトコンドリア系が働いたときの副産物

体温 ── 健康 ── 腋窩温 35.8 ～ 37.2℃ (平均 36.5℃)
活性酸素 ── 老化

　もう 1 つ、食べ物からエネルギーを取り出す際に、ミトコンドリア系は熱を生じさせるのが特徴です。ミトコンドリア系は大量のエネルギーを取り出すと同時に、体温を作ります。体温が高くて健康という状況のときは、ミトコンドリアが一生懸命、働いてくれています。

　ミトコンドリアが多いのは、有酸素で動く赤い筋肉や脳神経ですから、体を使う、頭を使うときに熱が出ます。ストレスで低体温になる人は女性に多く見られるのですが、女性は男性よりも筋肉の少ない人が多いので、体温が低くなる可能性が高くなります。若い女性の間で、エアロビクス、太極拳、ヨガ、フラダンスなど体を動かす趣味が流行っています。体を健康にするには体温が大切なので、良いことだと考えられます。運動をしないでデスクワーク、PC 作業、勉強ばかりしていると体調を崩すのは、ミトコンドリア系がうまく働かず、体温を作れなくなるからです。

　一方でミトコンドリアが働くときには、活性酸素も作られます。ミトコンドリアが入った真核生物である動物や植物は、ミトコンドリアが作る活性酸素に曝されるために寿命ができてしまいました。ミトコンドリアがいない生物は原核生物と言われていますが、単細胞で分裂して、寿命がありません。いつまでも分裂できて、老化（酸化）しません。ミトコンドリアが入った、真核生物である動物や植物に寿命が

できたのは、この活性酸素による老化（酸化）が原因です。

　若い方が歳をとる心配を感じることはあまりないでしょう。しかし、10 年、20 年経つと知らず知らずのうちに歳をとっており、髪が白くなったり、がに股が強くなったり、老人特有の不思議な現象が起こってきます。これは、ミトコンドリアが活性酸素を出し、分子酸化が進んで老化している証拠です。老化は、ミトコンドリアが入った生物すべてで起こっています。

　このように、体温と健康、活性酸素と老化が結びつきます。子どもでも大人でもあまり運動しないと、低体温になって健康を害します。では、健康を維持できる体温について説明していきましょう。

　腋窩温で、日本人の平熱の平均が 36.5℃ 程度で、± 0.3℃ くらいの範囲にいる人が多いです。スポーツをしたり体を動かしたりして元気に暮らしている人の体温は高め（36.8 ～ 36.9℃）で、物静かであまり動かない人の体温は低め（36.0 ～ 36.2℃）です。

　穏やかな生き方をしていると平熱が低くなる理由は、ミトコンドリアが働かないからです。黄色人種である私たち日本人が健康を維持できるのは、35.8 ～ 37.2℃ です。

　寒冷地適応の強い白人は、私たちよりも体温が 0.5℃ ～ 0.7℃ 高いのです。白人が日本に来て、冬でも半袖の T シャツを着たり、下着なしで Y シャツを着たりしていても平気そうなのは、体温が高いという理由もあるでしょう。

5・ミトコンドリアの共生した生物

原核生物　ミトコンドリアが共生しなかったもの

真核生物　動物、植物、真菌（酵母、きのこ、カビ）

微生物（細菌類）

酵母の反応

1）解糖系をよく働かせる

　　低体温と無酸素 ── 酒作りの反応　　　分裂あり

2）ミトコンドリアをよく働かせる

　　高体温と有酸素 ── パン作りの反応　　分裂なし

　ミトコンドリアが入った生物は、動物、植物、真菌（酵母、きのこ、カビ）の真核生物です。酵母はビール酵母が有名ですが、お酒やワインを作っているものです。きのこにもミトコンドリアが入っています。風呂場の黒いシミのカビ、甘酒を作る麹も、真核生物です。

　ミトコンドリアが共生しなかった生物は、原核生物で、細菌類などです。

　私たち人間の体の中は、筋肉の赤筋（心臓の筋肉、横隔膜）など有酸素で活動する筋肉があり、ミトコンドリアが働きやすい温かい世界です。ミトコンドリアは三大栄養素（糖、脂肪、タンパク質）も使えます。これに対して、解糖系は細胞分裂と筋肉の瞬発力で、糖しか使えません。このように人間の場合は、エネルギー生成系が体の中で分かれています。

　酵母は用途によって、解糖系をよく働かせる場合とミトコンドリア

系をよく働かせる場合とがあります。解糖系をよく働かせる条件は、低温で酸素がないことです。これは、お酒を作る場所の条件でもあります。

　発酵は解糖系の反応ですから、温度が低くなければなりません。お酒を仕込むのは、寒くなってからです。無酸素になるよう、空気が入らないようにぎりぎりまでいっぱいに入れてから蓋をして、酸素を遮断します。そうして、酵母が働いて糖をアルコール発酵させます。最後には酢ができてしまうので、途中でうまく反応を止めます。

　ミトコンドリア系をよく働かせる条件は、温かさと有酸素です。ミトコンドリア系では、最後は炭酸ガスと水ができます。パン作りではこの炭酸ガスを酵母に作ってもらい、最後に焼いたときには炭酸ガスが膨張してふかふかになります。ですから、パン酵母は温めて、パンを仕込み、こねまわして反応系にいっぱい酸素を入れる必要があります。実際のパン作りでは、あらかじめ分裂させておいたパン酵母を直接加えるので、分裂なしです。

　ちなみに、酒作りでは甘酒反応（米から糖を作る）で、米についた酵母が分裂してくれるので、パン作りのようにたくさん酵母を入れなくてもよいのです。このように、酵母の反応が私たちの日常生活にあります。同じようなことが、私たちの体の中でも起こっています。

6・年齢とエネルギー系のシフト

年齢とエネルギー生成系のシフト

成長期	解糖系優位
大人	解糖系とミトコンドリア系が１：１の調和
老人	ミトコンドリア系が優位になって一生を終える

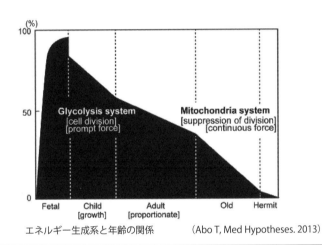

エネルギー生成系と年齢の関係　　　　（Abo T, Med Hypotheses. 2013）

　年齢とエネルギー系のシフトのお話をします。

　解糖系は細胞分裂に必要なエネルギーを生み出します。解糖系が活発な子どものときは、皮膚、腸上皮、骨髄、精子だけでなく、全身で細胞分裂しています。このため、子どものときは元気よく遊ぶことができますが、乳酸がたまりやすくもあるのですぐ疲れてしまいます。

　例えば、子どもがお父さん、お母さんと手をつなぐとスキップを踏み出すことがあります。元気よくスキップを踏んでいるうち、すぐに

　乳酸がたまって疲れてくるので、いつの間にかやめています。また、おもちゃ遊びをしている子どもには、後片付けするエネルギーは残っていません。これが解糖系優位の時期に見られる特徴です。

　成長しているときに優位に働いている解糖系は、エネルギー効率が悪いので10時のおやつ、３時のおやつ、夜食などを欲しがります。子ども時代は、瞬発力の時代とも言えるので、持続的な運動をするのは危険なこともあります。

　小学生が、新体操やバレエの練習をして若年性リウマチになったり、肉腫などの腫瘍ができたりする背景には、スポーツのしすぎに由来することが多いのです。子どもは元気よく遊び、すぐ疲れてしまうものなので、何時間も続けてスポーツを行うことは危険だと知っておく必要があります。

　成長期が終わり大人になると、解糖系とミトコンドリア系は１：１で調和する時代になります。20〜50代にかけてゆっくりミトコンドリア系にシフトしていくので、20代と50代とでは体の状態が変わっています。20代では機敏な動作を好みますが、50代になると苦手になります。スポーツ選手が30代、40代に入ると引退するのは、機敏な動作ができなくなる年代に入ったからです。

　解糖系とミトコンドリア系によって、瞬発力と持続力の両方を利用できるのが大人です。ですから、成長が止まってから長距離マラソンなどができるようになるのです。

　子どもたちがマラソンをするのは、危険な面もあります。ですから、成長が止まってからマラソンに転向する方が良いと考えます。マラソンの経験がまだ２回、３回のうちにトップランナーになったというのは、有酸素の持続力を用いて、長距離の運動ができるようになるからです。

　機敏な動作が要求されるスポーツほど、早い年代で引退するわけです。器械体操の選手は30代、野球の選手は40代ごろに引退します。

これに対して、技術で瞬発力が必要な動作をカバーして、持続力を利用できるゴルフなどのスポーツでは、50代、60代でも活躍する人がいます。

　分裂が止まると、エネルギー効率が良くなるので、おやつ・夜食なしの3食でやっていけます。これが大人の世界です。20代になると、おおよそこうした体の状態になっています。

　60代以上になると、どんどん、ミトコンドリア系が優位を示します。ミトコンドリア系は細胞分裂を抑制しますから、皮膚や胸腺の分裂が衰えて、お年寄り特有の老化した皮膚になります。加齢に伴って、みずみずしい皮膚ではなくなっていくのは、ミトコンドリア系が優位となり、分裂を促進する解糖系が縮小したからです。

　ですから、お年寄りは解糖系の機敏な動作が苦手になり、とっさの事態に対応できなくなります。お年寄りがブレーキとアクセルを間違って踏んでしまい、車ごとコンビニに突っ込んでしまったというニュースを耳にすることもあります。また、道路を渡るのに時間がかかるので、車に轢かれてしまったりします。こうした事故も、解糖系が縮小してミトコンドリア系で生きる時代にあるからです。

　しかし、ミトコンドリア系の持続力は残っています。三浦雄一郎さんが80歳でエベレストに登ったように、ゆっくり1歩ずつ歩く、1日の行程を若い人の半分で止めるなど工夫すると、ミトコンドリア系の持続力を使って活躍することができます。

　ミトコンドリア系はエネルギー効率が良いので、たくさん食べなくてもよくなります。例えば、私の今日のお昼はバナナ1本でした。このように少食でも生きていけるのがお年寄りです。

　そして、運良く長生きして100歳以上、もっと歳を重ねると、さらにエネルギー効率が良くなります。最後には仙人となって霞を食べても生きていける不思議な境地にたどり着く、というような伝説もこうした実態から発想したものかもしれません。

7・生殖

生殖　12億年前の生命の合体をやり直している

ミトコンドリアの多い細胞	成熟卵子	10万個
中間　比較的多い細胞	脳神経、赤筋、心筋	5000個
比較的少ない 細胞	皮膚、腸上皮、骨髄細胞	1000個
ミトコンドリアの少ない細胞	精子	100-200個
		（/1細胞）

　おおざっぱな目安ですが、ミトコンドリアが比較的多い細胞は、脳神経、骨格筋のうち赤筋、心筋、横隔膜の筋肉です（5000個/1細胞）。比較的少ないのは、分裂する細胞で、皮膚、腸上皮、骨髄細胞です（1000個/1細胞）。ミトコンドリアが多い細胞である成熟卵子では10万個（/1細胞）、精子はたった100～200個（/1細胞）しかありません。

　ですから、精子ではミトコンドリアが持ち込んだ分裂抑制遺伝子が働かないので分裂できます。成熟卵子は分裂できません。女の子が生まれたとき、一生に排卵する300個ほどの卵子は、胎生期に分裂を済ませて卵巣に準備されています。女の子は、体の中心部でひたすら卵子を温めて、ミトコンドリアを増やして10万個まで達したとき成熟して、月に1回、排卵するようになります。

　男性の場合、冷やさないと分裂できないので、垂れ下がった精巣で冷やして分裂させています。こうして、女性にはミトコンドリアが多いミトコンドリア生命体を作ってもらい、男性にはミトコンドリアがほとんどない分裂精子で解糖系生命体を作ってもらうのです。

　動物の場合は、精子と卵子、植物の場合は、おしべとめしべ、真菌

にもオスとメスがあり生殖します。私たちは、いつか死んでしまいます。これは結局、ミトコンドリアが入って寿命ができたためです。そのため、次世代を残す必要が生じました。そうして、女性はミトコンドリア生命体（卵子）を、男性は解糖系生命体（精子）を作り、そして、男女の出会いを通して、もう一度、12億年前の生命の合体をやり直すのが生殖という行為だったのです。

　ですから、男性の場合は股間を冷やさないといけません。そうでないと、精子はたくさんできない。一方の女性に冷えは禁物です。冷えるとミトコンドリアが増えないからです。

　女性が働きすぎて冷えをきたすと不妊症の危険性があります。男性が上等なパンツをはいて股間が蒸れると精子が分裂できないので、こちらも不妊症になる可能性が高まります。ですから、不妊症は、男性に50%の原因、女性にも50%の原因があるのです。

8・ミトコンドリアは刺激で数を増やす

　最後に、ミトコンドリアには刺激すると数が増える特徴があること
をお伝えします。筋肉を鍛えれば筋肉のミトコンドリアが、頭を使え
ば脳神経のミトコンドリアが増えます。ですから、私たちが生きる力
を蓄えるためにも、健康のためにも、運動しなければならないし、学
習しなければならないのです。

　お年寄りにとってミトコンドリアを増やす良い方法は、友達を作っ
ておしゃべりをすることです。家にひきこもってぼんやりしていると、
脳神経のミトコンドリアが少なくなり、認知症になります。近所にお
しゃべりの友達がいれば、頭を使いますから、ボケにくくなるでしょう。
テレビだと音声を聞くことでしかミトコンドリアが刺激されないので、
認知症のリスクは高まります。特に男性の場合、友達が少ない状態で
老後を迎える人が多いので、早めにボケてしまう傾向にあります。

　このように、エネルギー生成系は私たちの健康、老化、生殖といろ
いろな面でつながっています。興味深い領域です。

【参考文献】

Kainuma E, Watanabe M, Tomiyama-Miyaji C, Inoue M, Kuwano Y, Ren H, Abo T.
Proposal of alternative mechanism responsible for the function of high-speed
swimsuits.
Biomed Res.2009,30(1):69-70.

Abo T, Watanabe M, Matsumoto H, Tomiyama C, Taniguchi T

Metabolic conditions, hypothermia, and hypoxia induced by continuous stress are more often associated with carcinogenesis than known carcinogens,

Med.Hypotheses Res. 2011,7:53-56.

Abo T.

Sequential shift of energy production pathways at the fetal stage and during lifetime.

Med Hypotheses.2013,80(6):813-5.

Abo T, Watanabe M, Tomiyama-Miyaji C, Kainuma E, Inoue M, Kuwano Y,Ren HW. Shen JW, Abo T.

Role of α -adrenergic stimulus in stress-induced modulation of body temperature, blood glucose and innate immunity.Immunol.Lett.115:43-49,2008.

Kainuma E, Watanabe M, Tomiyama-Miyaji C, Inoue M, Kuwano Y, Ren HW. Abo T.

Association of glucocorticoid with stress-induced modulation of body temperature, blood glucose and innate immunity. Psychoneuroendocrinology 34:1459-1468,2009.

Watanabe M, Miyajima K, Matsui I, Tomiyama-Miyaji C Kainuma E, Inoue M, Matsumoto H. Kuwano Y, Abo T,

Internal environment in cancer patients and proposal that carcinogenesis is adaptive response of glycolysis to overcome adverse internal conditions. Health 2:781-788,2010.

Abo T, Kawamura T, Kawamura H,Tomiyama-Miyaji C,Kanda Y.

Relationship between diseases accmpanied by tissue destruction and granulocytes with surface adrenergic receptors. Immunologic Res.37:201-210,2007.

Abo T.

The only two causes of all diseases

Babel Corporation,2013

安保徹,『人がガンになるたった2つの条件』,（講談社,2012）

安保徹,『人が病気になるたった2つの原因,低酸素・低体温の体質を変えて健康長寿!』,(講談社,2010)

安保徹,『医療が病いをつくる──免疫からの警鐘』,(岩波書店,2001)

安保徹,『絵でわかる免疫』,(講談社,2001)

安保徹,『病気にならない生き方』,(三和書籍,2015)

福田 稔,安保 徹,『免疫を高めて病気を治す最強事典』,(マキノ出版,2019)

安保 徹,『免疫力はミトコンドリアであげる』,(三和書籍,2021)

第 **5** 講義

スポーツと健康

1・筋肉

筋肉　　動く、熱を作る
1）白筋 ── 速筋（瞬発力）ミトコンドリアが少ない
2）赤筋 ── 遅筋（持続力）ミトコンドリアが多い

[鉄 － ポルフィリン] ＝ ヘムタンパク

　私たちは、日常生活で体を動かしています。もっと積極的に、スポーツで体を激しく動かしたりもします。こうして体を動かしているのは、当然筋肉です。筋肉があるおかげで、私たちの体は動きますし、心臓や各臓器も働くことができます。

　筋肉を使う運動やスポーツが健康に良い理由の１つは、体を動かすと熱が生じるので体温を維持できるからです。もし、運動不足で筋肉量が少なくなれば、低体温となって苦しみます。細身の女性が自律神経失調症などの体の不調を訴える理由の多くは、筋肉不足で体温を維持できないからです。このように筋肉には体を動かすだけではなく、熱を作る働きもあり、私たちの健康と深くつながっています。

　筋肉には、白筋と赤筋の２つがあります。その名の通り、白い筋肉と赤い筋肉のことです。ニワトリの胸肉は白筋です。足のモモの筋肉が赤いのは、赤筋が入っているからです。もっと赤みが強いのは砂肝です。砂肝はいつも動いているので、コリコリした食感になります。

　色の違いは、ミトコンドリアの量が異なっているからです。ミトコンドリアは酸素を取り入れるためポルフィリンの中の鉄分子（ヘムタンパク）を使います。このヘムタンパクが酸素と結びつくと赤く見え

ます。ですから、ミトコンドリアが少ない筋肉が白く、ミトコンドリアが多い筋肉が赤く見えます。

　白筋は、瞬発力に使われる速筋です。ヒトの足の筋肉は、白筋と赤筋が混じり合っています。100 m走には瞬発力が必要ですから白筋を使います。一方、マラソンなど持続的な運動には赤筋を使います。

　白筋が瞬発力で赤筋が持続力である理由にも、ミトコンドリアが関係しています。白筋はミトコンドリアが少ないので解糖系を使ってエネルギーを作ります。解糖系は6炭糖のブドウ糖を3炭糖の乳酸に分解して、瞬時にエネルギーを無酸素で取り出し使えるようにします。ですから、機敏な動作をするときには、無酸素の解糖系が使われます。逆に、赤筋はミトコンドリア系を使ってエネルギーを作っています。解糖系の約18倍の効率でエネルギーを取り出せるので、マラソンや長距離など、たっぷり息を吸いながら、長く走るときに使います。

　骨格筋でも白筋と赤筋が混ざっています。心臓や横隔膜など常に動いている筋肉（横紋筋）には赤筋が使われています。白筋と赤筋をヒトの場合は同じ割合で使っているので、ヒトには瞬発力も持続力もあります。100 m走もマラソンも練習次第でできるようになる理由です。

　鳥類の場合も、白筋と赤筋を使い分けて生きています。飛び立つ瞬間などには、無酸素の白筋を使い瞬発力を発揮します。ニワトリが羽をバタバタさせる胸の筋肉は白筋です。動き回ってエサを探すためのモモの筋肉には赤筋が入っています。しかし、硬骨魚類では様子が違います。例えば、赤筋を主に使う赤身の魚にはマグロやブリ、カツオが、白筋を主に使う白身の魚にはタイやヒラメがいます。

　赤身の魚は回遊魚で、カルフォルニア、あるいは、オホーツクの海まで行って戻ってきます。口を開けてスピードを出して泳ぎ、常にエラから酸素をたくさん取り込むので、有酸素で持続力を発揮できます。一方、白身の魚は近海魚で、あまり移動せず、エサ取りや潮の流れを受けるときに、瞬発力を使います。

2・エネルギー生成系と筋肉の関わり

白筋は解糖系のエネルギーを使う

　　ブドウ糖　→　乳酸（無酸素）

　　乳酸　→　血液　→　肝臓（糖新生）

赤筋はミトコンドリア系のエネルギーを使う

　　ピルビン酸　→　クエン酸回路　→　電子伝達系

　　呼吸で得た酸素と使い終わった水素が結合して水ができる

　第4講義で学習したように、私たちは無酸素の解糖系と有酸素のミトコンドリア系の両方を使って生きています。白筋は、無酸素の解糖系でエネルギーを取り出します。このとき、ブドウ糖を分解して乳酸が作られます。ブドウ糖はグリコーゲンとして貯蔵することもできます。乳酸は、血液の中を肝臓へと運ばれ、肝臓にいるミトコンドリアの働きで、もう一度ブドウ糖に戻ります。

　これを「糖新生」と呼びます。

　100m走の後、激しく息をする理由は、酸素を取り入れ、肝臓のミトコンドリアを働かせて糖にするためです。瞬発力を使うスポーツで疲れたら、荒い呼吸をすることで肝臓のミトコンドリアで糖新生が行われます。それが終わると血液中の乳酸が減少し疲れがとれます。

　このような解糖系の働きは、細胞分裂が起こる条件でもあります。ですから、特に若い人が解糖系を用いて筋肉を使うと、筋肉が発達します。格闘技の選手は筋肉モリモリです。歳をとってからだと、細胞分裂は活発でなくなるのであまり発達しませんが、30代、40代から

始めたボディビルでも立派な筋肉になります。若いときほどではありませんが、年齢を経てからでもある程度の分裂は可能ということです。これが、白筋の特徴です。

　酸素が少ないところでは乳酸ですが、酸素がたくさんあると乳酸はほとんど同じ構造式のままで、側鎖の水素にイオンが付くか付かないかの形でピルビン酸になります。そして、ピルビン酸の形でミトコンドリアの中に取り込まれ、クエン酸回路で水素分子を取り出します。そして、取り出した水素分子をプロトンと電子に分け、電子伝達系でエネルギーを取り出します。

　呼吸して、ミトコンドリアでエネルギー産生するのに使われる水素を中和するため、酸素を取り込みます。ミトコンドリアで使い終わった水素と呼吸で得た酸素が結びつき、水ができます。

　ですから、水を飲まなくとも体の中で水ができています。これを代謝水といいます。1日に300ミリリットルくらい代謝水ができます。

　極端な例ですが、千日回峰行に挑んだ修行者が9日間の断食・断水・断眠で修行をされました。体が慣れると、水を直接摂取しなくても、代謝水だけで生きていけるのです。

3・筋肉が使うエネルギー

解糖系は糖しか使えない
ミトコンドリア系はピルビン酸50%、脂肪酸50%

　赤筋を使うと分裂はしないが、ミトコンドリアの数が増える
　間葉系細胞として、筋細胞と脂肪細胞は仲間

赤筋 ⎰ 骨格筋　　横紋筋
　　 ⎱ 心筋
　　　 横隔膜

　赤筋を使うには必ず酸素が必要です。具体的には、マラソン、エアロビクスなど、つまり有酸素運動です。有酸素運動がダイエットに効果的な理由は、解糖系がブドウ糖を中心に糖しか使えないのに対して、ミトコンドリア系ではピルビン酸50%、脂肪を分解した脂肪酸を50%使うことができるからです。つまり、脂肪を燃焼させているということです。マラソン選手のように熱心に有酸素運動をすると脂肪が燃焼され続けて痩せます。長距離選手、マラソン選手が痩せる理由です。短距離選手は筋肉が発達するのであまり痩せていません。

　赤筋の特徴として、使っても分裂しないことが挙げられます。しかし、使用して刺激があるとミトコンドリアの数は増えるので、能力は高まります。わかりやすい例が、豪州牛と和牛の違いです。豪州牛の肉の赤みが強いのもミトコンドリアの多さに由来します。ミトコンドリアの数が多いので、一部のミトコンドリアが酸素を吸着し、赤みが強く出るのです。

　一方、和牛の肉がピンク色（赤みが弱い）であるのは、狭い牛舎で

飼育されるために運動不足になり、ミトコンドリアが少ないからです。ミトコンドリアの数が少ないので、すべてで酸素を吸着しても赤みが薄く、ピンク色に見えるということです。

　牛の例からもわかるように、運動をしなくなるとミトコンドリアの数が減ります。若いときにスポーツをしていても、30 代、40 代になって運動をしなくなると、筋肉の繊維はそのままでもミトコンドリアの数が減ります。

　筋肉と脂肪の細胞は同じ間葉系の細胞の仲間です。筋肉をほとんど使わないと、筋肉の組織に間葉系幹細胞から脂肪細胞が作られます。ですから、お年寄りの筋肉には脂肪細胞が入ってきます。

　この知識を利用したのが霜降り和牛です。栄養をたっぷりと与え、運動をさせないので間葉系幹細胞から脂肪が作られます。幹細胞の中には万能細胞がありますが、間葉系幹細胞は万能細胞ではなく間葉系の細胞だけを作ります。

　具体的に赤筋があるのは、骨格筋（赤筋：白筋＝ 1 ： 1）、心筋、横隔膜です。横紋筋は常時動いていて、有酸素で運動します。平滑筋は、消化器（粘膜と漿膜の間に筋層がある）は白筋ではある可能性がありますが、更なる研究が必要です。平滑筋がある消化器の粘膜は常時分裂しています。また消化器は食物がやってくる外界と接しているので温度が低いため、無酸素の白筋が使われている可能性があります。

4・体温とミトコンドリア

解糖系ー無酸素、糖のみ、5℃低い
ミトコンドリア系ー有酸素、糖と脂肪、37℃以上

熱を持つ　→　ミトコンドリアが限界

　ヘムタンパク（チトクロームＣ）呼吸酵素

　解糖系は、無酸素で糖のみを使い、至適温度は5℃低温だと前述しました。ですから、瞬発力は体が温まらなくても発揮することができます。ミトコンドリア系は、有酸素で糖と脂肪の両方を使うことができ、至適温度は37℃です。ミトコンドリア系が活発に働いている臓器の最たるものが心臓です。動いている心臓の温度は約40℃、マラソン時の心臓の温度は約42℃と高温になります。

　有酸素運動で、体温が上昇すると、ミトコンドリアが活性化します。この状態が続くと最終的には、ミトコンドリアがヘムタンパクで使用している呼吸酵素であるチトクロームＣを細胞質に放出してアポトーシス（細胞死）を起こします。ミトコンドリアの多い細胞は、脳と心臓の細胞です。そして、これらの細胞は酸素の要求度が高いです。ですから、呼吸が止まると、まず心臓と脳が傷害されます。

5・赤筋の限界

> チトクローム C を細胞質に出す
>
> 　ミトコンドリアが多い細胞が死滅
>
> アポトーシス（細胞死）を起こす
>
> 　脳、心臓が壊死

　熱中症は、アポトーシスの結果、脳や心臓の細胞が細胞死を起こしている状態です。大規模のマラソンでは、選手が亡くなることがありますが、この理由もアポトーシスによる脳や心臓の傷害が原因です。これが、激しいスポーツに潜む危険のメカニズムです。

　強い日差しにあたると、体温が上昇して、ジリジリして苦しくなるのは、ミトコンドリアが悲鳴をあげているからです。日陰に入って、体を冷やせば大丈夫です。

　スポーツの例ではありませんが、お風呂でも同じ現象が起こります。湯あたりは、筋肉の弱いお年寄りや、長時間湯船に入っていたりすると起こります。これは、ミトコンドリアの限界が来ている現象です。

　スポーツは体に良いイメージですが、やりすぎると危険ということです。白筋は、乳酸がたまると疲れを感じるので、休むタイミングを計ることができます。しかし、赤筋は乳酸がたまらず、あまり疲れを感じないので、長距離を走ることができてしまいます。体温上昇後も走り続けるとアポトーシスを引き起こし、死亡のリスクにさらされます。

6・運動不足の危険

> 運動不足による低体温化
>
> 筋肉が発達しない、骨が丈夫にならない
> 低体温化　ミトコンドリアが働かない　いつも疲れている

　逆に、運動しないと、筋肉が発達せず、白筋の繊維は増えません。赤筋はミトコンドリアが増えず脂肪化します。そして、筋肉が付着する骨に物理的な刺激が加わらず、重力の負荷に逆らうこともないので、骨が丈夫になりません。そして、骨が特殊化した歯も丈夫にならず、歯並びも良くなりません。スポーツマンは歯が丈夫です。

　筋肉が少ないと低体温化して、37℃で働くミトコンドリアが活性化しません。健康な人の腋窩体温は約36.5℃（おおよそ36.0〜37.0℃の幅）です。運動しない人は36℃に達せず、エネルギーを産生するミトコンドリアを使うことができないため、元気が出ません。逆に、体温が高い人はミトコンドリアを使ってエネルギーを消費するので、あまり太りません。このように、運動しないことは健康にとって不利です。

　都会に住む人は、地下鉄の乗り継ぎやデパートを利用するだけで意外と運動になっています。一方、田舎は車社会であることが多いので、意識的に運動をしないと、運動不足の危険があります。

7・年齢と運動

> 年齢とエネルギー生成系の関係
>
> 　成長期　　解糖系　＞　ミトコンドリア系
> 　大人期　　解糖系　＝　ミトコンドリア系
> 　老人期　　解糖系　＜　ミトコンドリア系

　ヒトが生まれ、成長するのは解糖系の分裂のおかげです。大人になるとその分裂が緩やかになるので成長が止まり、やがて、老人になります。

　こうした変化は人生の時期（年齢）と共にあります。これをエネルギー生成系の観点から見ると、成長期は（解糖系＞ミトコンドリア系）、成人期は（解糖系＝ミトコンドリア系）、老人期は（解糖系＜ミトコンドリア系）となることは第4講義で述べました。

　成長期は、細胞が分裂し、身長が伸び、白筋が中心になり、元気よく遊び、乳酸がたまり、すぐに疲れてしまいます。ですから、子どもは長時間運動できません。

　成人期になると、皮膚、腸上皮、骨髄、男性の精子など一部だけが分裂し、筋肉は赤筋と白筋の両方を調和して使うことができます。

　老人期になると、分裂のない皺のある皮膚になり、白筋の瞬発力は衰え、持続力の赤筋中心となります。お年寄りが交通事故に遭遇するのは瞬発力が衰えるからです。

　現在、中学生までの子どもたちがスポーツクラブで、オリンピックを目指して新体操やバレーボールを長時間練習して、体を壊すことがあります。成長期にあまりに長時間の運動をすることは危険です。

成長が止まる18歳〜20歳あたりには、ミトコンドリア系が増加するので、長距離選手がマラソンに転向して好成績を挙げることがあります。小学生や中学生の走行距離は駅伝までです。マラソンが子どもにとって危険な理由は、ミトコンドリアの数が少ないからです。少ないミトコンドリアを酷使した挙句、チトクロームCを細胞質に放出してアポトーシスを起こし、若年性関節リウマチや骨肉種が生じます。

　若年性関節リウマチや骨肉種の原因は不明であるとされていますが、こうしたメカニズムを理解すると原因が判明してくるでしょう。

　一方、持続力が残っている赤筋中心のお年寄りの場合、ミトコンドリアの数は運動の有無で決まります。お年寄りで運動しない人は足腰が弱り活動できなくなります。しかし、お年寄りでも、工夫して運動してミトコンドリアの数を増やした人は歩き続けることができます。赤筋はトレーニングをしないと衰えます。ここが重要です。

8・健康とのつながり

解糖系の分裂は5℃低いところで働く

北欧の寒い地域では背が高い
寝ると血圧、血流、体温が低下
男性の精子

　繰り返しになりますが、細胞分裂のエネルギーを産生する解糖系は、5℃低温で働きます。ですから、寒冷地に住む人々の解糖系は常に刺激され、分裂が多く起こっています。寒冷地に適応したスウェーデンやノルウェーなどの北欧の白人に長身の人が多く見られる理由です。中国でも瀋陽など寒いところの人は背が高く、雲南省など暖かいところの人は背が低い傾向にあります。

　また、寝ると血圧が下がって血流が低下し、体温が下がります。ですから、成長期の睡眠時間が不足すると背が伸びません。成長ホルモンは大人になると背を高くすることには使われませんが、皮膚の細胞を分裂させることには引き続き利用されます。ですから、睡眠の足りている人は細胞分裂が促進されて、皮膚がみずみずしく保たれます。逆に、睡眠時間を削ると皮膚は荒れていきます。

　分裂が盛んなのは男性の精子です。精子の細胞も5℃低いところで分裂しているので、多量の精子を作るには股間を冷やす必要があります。風通しが必要です。

　寒冷地適応で背が伸びる遺伝子が固定されるには5万年ほどかかります。縄文時代が始まってから、現在に至るまで、2万年しか経過していないので、まだ遺伝子が固定されていません。しかし、日本には、

背の高い人も、低い人もいます。縄文時代に南方から来た縄文人は、暖かいところで生活していたために背が低く、毛深いです。一方、縄文後期や弥生時代に大陸、韓国、カラフトから入ってきた弥生人は、寒冷地適応していて色白で、背が高く、毛が薄いです。日本海沿いには、背の高い人が多く、太平洋側や内陸（特に、仙台、名古屋、九州、紀伊半島）は背が低い人が多い傾向にあるのはこのことと関係があると考えられます。

【参考文献】

Kainuma E, Watanabe M, Tomiyama-Miyaji C, Inoue M, Kuwano Y, Ren H, Abo T.
Proposal of alternative mechanism responsible for the function of high-speed swimsuits.
Biomed Res.2009,30(1):69-70.

Abo T, Watanabe M, Matsumoto H, Tomiyama C, Taniguchi T
Metabolic conditions, hypothermia, and hypoxia induced by continuous stress are more often associated with carcinogenesis than known carcinogens,
Med.Hypotheses Res. 2011,7:53-56.

Abo T.
Sequential shift of energy production pathways at the fetal stage and during life-time.
Med Hypotheses.2013,80(6):813-5.

Abo T, Watanabe M, Tomiyama-Miyaji C, Kainuma E, Inoue M, Kuwano Y,Ren HW. Shen JW, Abo T.
Role of α -adrenergic stimulus in stress-induced modulation of body temperature, blood glucose and innate immunity.Immunol.Lett.115:43-49,2008.

Kainuma E, Watanabe M, Tomiyama-Miyaji C, Inoue M, Kuwano Y, Ren HW. Abo T. Association of glucocorticoid with stress-induced modulation of body temperature, blood glucose and innate immunity. Psychoneuroendocrinology 34:1459-1468,2009.

Watanabe M, Miyajima K, Matsui I, Tomiyama-Miyaji C Kainuma E, Inoue M, Matsumoto H. Kuwano Y, Abo T,

Internal environment in cancer patients and proposal that carcinogenesis is adaptive response of glycolysis to overcome adverse internal conditions. Health 2:781-788,2010.

Abo T, Kawamura T, Kawamura H,Tomiyama-Miyaji C,Kanda Y.

Relationship between diseases accmpanied by tissue destruction and granulocytes with surface adrenergic receptors. Immunologic Res.37:201-210,2007.

Abo T.

The only two causes of all diseases. Babel Corporation,2013

安保徹，『病気知らずで大往生 安保流ピンピンコロリ術─「ミトコンドリア」と「自律神経」が"死ぬまで元気！"のカギ』，（五月書房，2008）

安保徹，『人がガンになるたった２つの条件』，（講談社，2012）

安保徹，『人が病気になるたった２つの原因，低酸素・低体温の体質を変えて健康長寿！』，（講談社，2010）

安保徹，『医療が病いをつくる─免疫からの警鐘』，（岩波書店，2001）

安保徹，『絵でわかる免疫』，（講談社，2001）

安保徹，『病気にならない生き方』，（三和書籍，2015）

福田 稔，安保 徹，『免疫を高めて病気を治す最強事典』，（マキノ出版，2019 ）

安保 徹，『免疫力はミトコンドリアであげる』，（三和書籍，2021）

医療について

－多大な進歩と多少の問題－

1・医療の進歩と拡大

日本中どこにでも病院がある　医師がいる

　　長所：いつでも受診できる
　　短所：医療任せになって病気は治らない
　　　　（自分自身の生き方の無理が病気を作る）
　　昭和36年（1961）　国民健康保険
　→　行き過ぎ、簡単に病院に行く

　強いストレスにより免疫が低下すると病気になることはこれまでに
も述べてきました。ここでは、医療の現状についてお話します。

　日本中、都会でも田舎でも、病院があり医師がいるので、「病気になっ
たら、病院に行けばいい」という感覚が蔓延しています。実際、医療
は日進月歩、進化して、高度化して、拡大しています。長所としては、
いつでも病院に行くことができます。そして、たいてい薬をもらうこ
とができます。こうした社会でみなさんは安心して暮らしています。

　しかし、この状態は良いことばかりでもありません。短所もありま
す。例えば、整形外科などにお年寄りが「膝が痛い」「腰が痛い」と
訴えて病院に行くと、湿布薬が処方されます。多くの場合は良いこと
として受け止めることでしょう。

　しかし、よく考えてみましょう。これまで、病気というものは、私
たちの生き方の負担が原因で、体内の様々な器官が疲労して血流障害
が起こっていることだと述べてきました。血流が回復するときには、
炎症が起こり、痛みます。痛むときは、たいていの場合、治るための（血
流障害が回復する）ステップです。しかし、このような治るためのス

テップで生じる痛みはつらいので、多くの日本人は、気楽に病院で受診して、自分の生き方の負担をほとんど考慮することなく、対症療法の治療を受けるのです。これが、病気が治らない流れです。

　本書では、病気には原因があることを述べてきました。ストレスや免疫に問題があるとき、病気が起こるのです。ですから、自分の「生き方の負担」を、自分自身が振り返らないと、病気は治りません。

　しかし、日本人のほとんどは医師任せになっています。痛ければ湿布薬、おしっこが出にくければ利尿剤といった対症療法の流れに組み込まれ、治らない状態が慢性化しています。医療は進歩しましたが、果たしてそれが良いことだけであったのか、医療の仕組みについて日本人の特徴と共に、理解する必要があります。

　現在、日本の医師の数はどんどん増加しており、30万人を超えています。それでもなお、医師不足になるほどに患者の数は増加傾向にあり、医療費は年間40兆円を突破しています。

　病院に行けば医療費を払います。以前は、医療費を全額自費で払っていました。昭和20年、30年代の日本は貧しく医療費を払えない人も多く、病院に行くのは死ぬときということも少なくありませんでした。そこで、昭和36（1961）年に国民健康保険制度が定められ、日本人は全員、国民健康保険に加入するように決められました。病気でない人が病気の人を支える制度で、国民全員で負担額を支え合うことになりました。医療費が高くて病院に行けないたくさんの貧しい人々を救おうとしたのです。現在、大人3割、高齢者は2割、後期高齢者はたいてい1割負担となっています。

　この保険制度はありがたい面もたくさんありますが、免疫の力で自然に治る風邪やインフルエンザであっても、簡単に病院に行く人が多い原因の1つとなっています。その結果、自然に治るはずの風邪に薬を出したり、血行を改善すれば治るはずの腰痛に湿布薬を出したり、一時しのぎをするという独特の流れが起こっています。

2・医療の進歩進捗

医療の進歩

　治療：薬剤の種類の増大
　検査：精密機械の開発

　実際の医療の現場では、診断と治療が行われます。私が大学を卒業した昭和47（1972）年には、患者さんの顔色や舌を診たり、お腹を触ったり、聴診器を使ったりする医療行為が行われていました。今では、X線検査、生化学検査、血液検査などの検査が多く行われています。体の状況を把握するため増加した検査には、以下のものがあります。

CT（Computed Tomography）検査
X線撮影　コンピューターで立体画像を作る

　X線検査の場合、前と横から検査を行います。例えば、肺がんが肺のどこの位置にあるのかを判断しています。CT検査はいろいろな角度から100〜200枚撮影したものをコンピューターで解析して立体像を作ります。見たり触ったりする場合と異なり、体のどこにがんがあるかを見つけるのみならず、治療や外科手術に役立てることが可能になりました。

MRI（Magnetic Resonance Imaging）検査　磁気共鳴画像

　CT が X 線を利用するのに対し、MRI は電磁波の跳ね返りを利用して画像を作ります。磁気を利用するため放射線の影響がないので、赤ちゃんの状態や心臓の拍動を調べるのに利用されます。乳腺や乳がんの検査にも MRI が利用されています。

　このようにいろいろな検査が導入され、診断学は進歩しました。現在、患者さんを見たり触ったりする重要性が低くなり、医師が患者さんを見ないで PC 画面のみを見る場合さえもあると聞きます。

PET（Positron-Emission Tomography）　陽電子放出断層撮影
ポジトロン CT、陽電子［ポジトロン］放出（型）断層撮影（法）

　がん細胞は解糖系のエネルギー代謝をするため、糖を多く取り込みます。PET は、正常細胞よりも糖の消費が多いというがん細胞の性質を利用しています。アイソトープでラベルした糖を注射し、体の中のどの位置がその糖を取り込むかで、がん細胞の位置がわかります。

　CT や MRI では、がん細胞が生きているか、死んでいるかはわかりません。体を温め、がんの分裂を阻止すると、がんは壊死します。しかし、がんの壊死した塊はすぐに吸収されないために、CT 検査の写真にはがんの影が残ってしまうからです。

　そうした検査に比べて、PET では、がん細胞が生きているか死んでいるかまで把握することができます。がん細胞は生きている場合のみ糖を取り込みます。つまり、糖を取り込まないことが確認できれば、がんは壊死している（死んでいる）と診断できるということです。

血液（生化学）検査
腫瘍マーカー

　血液（生化学）検査では、コレステロール、尿酸など100も200もあるようなたくさんの項目について、コンピューターを使って調べます。その1つが腫瘍マーカーです。

　生きているがん細胞は、代謝のためがん細胞特有の物質を放出するので、腫瘍が大きく（小さく）なったかを調べます。前立腺がん、大腸がん、肺がんなどのがんには特有のマーカーがあるので、それを調べます。

　このような検査方法はとても進歩したもので、病気の場所を見つける技術は格段に向上し、がん患者も多く見つかるようになりました。しかし、がんの年次死亡率も上昇しています。

　1980年頃、がんで亡くなる人は約15万人でしたが、現在では30万人を超えています。小さながんをどんどん見つける技術が向上してから死亡数が増えています。がんの治療が完成していれば、早期発見はプラスに働きます。しかし、がんの治療は未完成です。体力を激しく消耗する抗がん剤などにとどまっていて、発見することはできても治すことができないので死亡率が上昇しているという複雑な構図になっています。

　これまでご紹介してきた検査は以前にはありませんでした。ですから、診断技術は大変に向上したと言えます。従来の医師の触診、聴診、打診で行っていた検査にも高額な機器（1台10億円）が開発され、若い先生は従来の検査を行わずに新しい機器を用いた検査を行い、いろいろな病気や異常がどこにあるかを捉えられるようになりました。

　このような新しい検査があるので嬉しいかというと、一概に言うことはできず、後悔もあります。特に、少し体調を崩し免疫が低下した

時に顔を出すがんが見つかった場合には要注意です。

　このような場合のがんは、体を休めて免疫を高めれば自然に消えます。がんは免疫が上がると自然に抑えられるのです。1日に約5000個のがん細胞が、常時生じていると言われます。しかし、免疫がしっかりしていれば、免疫ががん細胞をやっつけるという平衡状態があるので、私たちは生きていけます。

　にもかかわらず、熱心に検査してがんを見つけます。そうすると患者さんは激しいショックを受ける、それがストレスとなるのでなかなか治らない。そして、抗がん剤の治療に引き込まれる。

　驚いたことに日本でCTが普及した後、がんの年次死亡率は増加しています。がんは「見つければいい」というような単純なものではないのです。

　このような各種検査により病気が見つかるメリットはあります。しかしその一方、病気によっては、「見つけすぎてしまうことで、さらに深刻な病人が増える」、という独特の流れを生むデメリットもあります。この講義のサブタイトルを「多大な進歩と多少の問題」とした所以です。

3・医療を支える医学

基礎医学

　・解剖学
　・生理学　　⎤
　・病理学　　⎦ ⇒ 生化学　薬理学　分子生物学　遺伝学
　・衛生学　　⇒ 細菌学　ウイルス学　免疫学

臨床医学

　・内科　小児科　消化器科　呼吸器科　循環器科　血液内科
　・外科　眼科　耳鼻科　泌尿器科　整形外科　皮膚科
　・産科　婦人科

　ここでは医療を支える医学について述べていきます。医学には、基礎医学と臨床医学があります。前者は、体の成り立ちや機能を調べる学問分野で、後者は、いわゆる外科や内科です。

　明治時代に医学部が創設されたことで、日本は西洋医学を取り入れていきました。当時の基礎医学には、解剖学（体の仕組み）, 生理学（正常な体の仕組み）, 病理学（病気になった状態）, 薬理学（薬について）, 衛生学（健康について）がありました。さらに古くを遡れば、基礎医学は、体の構造を知る解剖学、機能を知る生理学・生化学、不潔で微生物に曝されると病気になるので衛生学などの基本的な医学がありました。江戸時代に杉田玄白と前野良沢がオランダの医学書を入手してその精密さに驚き、翻訳を行った話はご存知のことと思います。

　その後、病気の原因は微生物（細菌など小さな生物）が重要な位置

を占めていることがわかりました。衛生学から進歩した細菌学・ウイルス学の分野では、パスツールやコッホが有名です。野口英世は細菌学の手法を用いて黄熱病の研究に立ち向かいましたが、同じ感染症でもインフルエンザやノロウイルスなどは「ウイルス」が原因であるので、原因「菌」を発見することができませんでした。細菌は光学顕微鏡で観察できますが、ウイルスは電子顕微鏡が発明されるまで観察できなかったのです。

　1950年代には、微生物に対して免疫が成立することがわかり免疫学が、生理・生化学に対して薬理作用を研究する薬理学が、分子機構を知るため生化学からは分子生物学や分子遺伝学が生まれました。現在の医学部では、このような基礎医学の講座があります。

　当初の臨床医学は、内科、外科、産科の3つでした。内科は体の内部の異常を見つけます。外科は、腫瘍を取り除いたり、怪我の手当てをしたりしました。産科は、赤ちゃんの死産、産後の経過が悪く母親が命を落とすことが多かったので、内科や外科に匹敵する大きな科だったのです。

　その後、内科からは、小児科、消化器科、呼吸器科、循環器科、血液内科が生まれました。外科からは、眼科、耳鼻科、泌尿器科、整形外科、皮膚科が分かれてきました。これらはすべて、手術するという特徴があります。産科からは婦人科が生まれました。

　このように医学が目覚ましい進歩を遂げたので、現在では覚える事項が膨大になり、6年間という長期の学習が必要になりました。今でも、さらに専門分化して、医療の高度化が進んでいます。

　その弊害として、消化器の医師は呼吸器を診られない、循環器の医師は血液を診られないといった状態となっています。専門分化して、高度化した結果、「木を見て森を見ず」といった全体をつかむ能力が失われました。

> **臓器別医療**
>
> 　専門分化 → 医療の高度化 → 臓器別（木を見て森を見ず）
> 　病気はストレスによる血流障害と免疫力低下
> 　対症（対処）療法

　これまで述べてきたように、病気は「ストレス」や「免疫低下」から起こります。つまり、病気の原因は、個人の生き方や考え方に根ざしているのです。循環器に問題がある場合は、他の場所にも何か不具合が出現しています。そうしたときに一番困るのは、医師が患者の体全体を診られないことです。

　無理を重ねた人が、「腰が痛めば整形外科へ」、「眼が悪ければ眼科へ」、「血圧が高いと循環器内科へ」行くといった具合に、個別の科の医師にかかり、個別の科の医師が、それぞれの立場で薬を処方します。1つの科から4種類の薬を処方されるとして、4つの科に行けば合わせて16種類にもなります。ご飯茶碗1杯分の薬を毎日のように服用するのは大変危険なことです。

　このように、病気になったとき、専門科にかかることがプラスに働くとは限りません。この弊害を解消しようとして、各大学には総合診療科が設置されました。しかし、日本では、不思議なことに専門家が誉められ、何でも診られる医師は評価されない傾向があります。総合診療科を目指す医師が多いとはいえません。このような傾向があるので、心臓の専門家、腎臓の専門家というように医学部は臓器別医療になってしまいました。結局、「病気はストレスによる血流障害と免疫低下」が原因なのですから、特定の臓器だけを診ている場合は対症療法に終わってしまいます。1年も2年も病院に通いながらも、病気が治らない人はたくさんいます。これは、特定の臓器にとらわれ、ストレス、血流障害、免疫低下、自律神経を考えない対症療法の弱点です。

4・薬剤

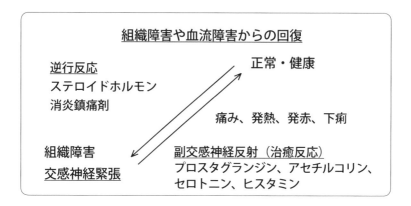

　次は薬剤についてお話しましょう。患者さんに処方される薬は、一般的なものでも約5000種類あります。現在も効果のある薬が開発され、薬の種類は増大しています。

　消炎鎮痛剤（炎症を止め、痛みや熱を下げる各種の薬剤）が有名ですが、これは、プロスタグランジン産生阻害剤です。プロスタグランジンは、組織が壊れたとき、組織修復のため腫れあがり、熱を持って代謝を上げ、同じ場所が再び危険にさらされないよう、痛みを生じさせる形で働きます。

　消炎鎮痛剤は、これらの腫れ、熱、痛みをすべて取り去ります。薬の横綱とも呼ばれ、病院や薬局では最も使用頻度の高い薬剤です。しかし、体の反応を止めるマイナスの面も存在します。

　病院ばかりでなく薬局で、月経痛があると痛み止め、頭痛がすると頭痛薬を求める人もいるでしょう。しかし、薬をたくさん使用すれば病気が治るわけではありません。その理由は前にも述べました。つらい症状は治るためのステップだからです。

例えば、夜遅くまで夜更かしして勉強すると血流障害が起こります。血流障害の程度が軽ければいつの間にか治りますが、程度が強ければ、回復反応が強く出現します。女性では、それが月経痛や月経困難症などの痛みとして出現します。

頭痛の原因も血流障害です。血流が回復する時に脈拍に合わせてズキンズキンと感じる痛みが頭痛の症状です。ですから頭痛も血流の回復反応なのです。頭の痛みを感じるときは、体が治っている最中なのです。

忙しく仕事をしている人やお年寄りが腰痛や膝痛に悩むことがあります。痛みは血流が回復するときに出るので、湿布薬で血流を止めると、一時的には楽になりますが、なかなか治りません。

繰り返しますが、痛みが出現するのは治癒反応です。薬で痛みが止まるということは、血流も止めているということであり、回復が遅くなります。頭痛薬を飲むと頭痛が止まりますが、血流も止まっています。「薬物の効き目が良くなると病気が治る」というわけではないのです。

さらに、現在、75歳以上の後期高齢者の多くが血圧を下げる降圧剤を服用しているそうですが、不自然な話です。

血圧は、その人の行動や性格に合わせた活動を行うために、自律神経が決定しているものです。それを人間の力で上げたり下げたりするのは不自然なのです。

実際、降圧剤を服用した人には、「ふらふらする」「元気がなくなる」「気力が失われる」などのマイナス面も見られます。人間の体には「こうあるべきだ」という人間の浅知恵では解決できない面があります。

5・手術法

　現代は麻酔法が進歩しており、手術中はほとんど痛みを感じさせることがないので、いろいろな手術を行うことができます。しかし、患者さんの体自体には大きな手術がストレスとなり、手術後に交感神経緊張というストレス反応を起こします。手術法や麻酔法が発達したので、どんな手術でもできるというほど単純ではありません。あまりにも侵襲性の大きな手術後には、患者さんが消耗して亡くなるということもあり得ます。

　外科の先生方は経験的にこのことを理解していますが、手術後の免疫についてはあまりご存知ないようです。

　最近の話題に、腹腔鏡の手術のニュースがありました（ある大学病院で、腹腔鏡下肝切除術により8名が死亡した医療事故）。腹腔鏡は、手術の負担を軽減するために使用するのです。しかし、しっかり開腹して自分の目でしっかり見ているわけではないので、大きな手術の場合では実力が伴わないと大変なことになります。このように、進歩の陰には危険もあります。

6・移植医療

拒絶反応、免疫抑制剤

　移植には、腎移植や肝移植があります。こうした移植は、自然の摂理の中では決して起こらないことです。

　私たちの体の細胞には、主要組織適合複合体（MHC：Major Histocompatibility Complex）というタンパク質があり、このMHCのアミノ酸の配列が個人の間で異なります。移植の際には、この個人間のMHCの違いが問題となります。MHCが同じであれば移植しても拒絶されませんが、血液型よりも特異性が高いのが「白血球の型」（HLA：Human Leukocyte Antigen）です。これは、親、兄弟であっても全員違うので、移植すると拒絶反応が起こります。拒絶反応が起こるので、移植手術の際には免疫抑制剤を使わなければなりません。免疫抑制剤により骨髄抑制も起こります。

　ですから、移植の医学は不自然です。免疫抑制剤を服用しながらも、患者さんはいつも感染症におびえ、体調不良に悩むというマイナス面もあります。免疫が低下して、生きる力が低下するので生きづらいのです。

　移植した組織はなんとか拒絶を免れている状態なので、健康な臓器よりも早めに萎縮して使い物にならなくなります。心臓移植では、街頭募金などで1億円の寄付を集めて米国で手術を受けることもあります。小さな子どもが心臓移植を受けても、心臓自体が大きくならないので、成長するとまた別の心臓をもらわねばなりません。その間は免疫抑制剤を使って生きているため、手放しで勧められる医療とは限りません。

　患者さんはこのような情報を知らず、最初は移植できれば万々歳と思っています。移植は進歩した医療という考え方もありますが、自然の摂理からはみ出しているので、このような事情を知った後に後悔されることもあります。

```
終末医療
　　胃瘻
　　人工呼吸器
```

【胃瘻】

以前ほど熱心ではありませんが、「飢餓で死ぬのは気の毒だ」と考え、余命いくばくもないお年寄りに胃瘻を作ることがあります。

　よく考えれば、死ぬときは死ぬので、胃瘻を作ってまで生き延びようとするのは不自然だとも言えます。野生の動物は体力がなくなり食べられなくなると、食を断って弱って死にます。人間も本来そうあるべきだと考えるのですが、技術が進歩すると胃瘻などを作り、無理やり基礎代謝分の栄養を入れることもあるのです。最近では、安易に胃瘻を作ることへの違和感を覚える医師も増えているようです。

【人工呼吸器】

　大きな病院には救急部があります。交通事故、脳梗塞、心筋梗塞など緊急を要する患者さんが来ると、まず、呼吸を確保するため人工呼吸器を使います。呼吸が止まれば酸素が入らず、死に至るからです。

　若い人なら呼吸確保のため一時的に人工呼吸器を利用して危機を乗り越えたのち、自発呼吸が戻って社会復帰が可能です。しかし、お年寄りの場合、自発呼吸が戻らないことが多いので、人工呼吸器を外す

のは困難です。

　その結果、管を入れ栄養補給し、人工呼吸器で酸素を入れることから抜け出せなくなる。外して亡くなってしまうと、医師は殺人罪に問われてしまうので、判断ができない。こうして、意識もなく、食事もできない老人が病院には多くいます。

　数年前、私はある県の山奥にある友人の病院を見学しました。体育館よりも広いところに、人工呼吸器をつけたお年寄りが 70 人くらい並んでいました。その方々は 5 年も 10 年も人工呼吸器をつけたまま生きていました。しかし、反応がないので家族は誰も見舞いに来なくなり、生かされ続けたまま医療費が使われていました。

再生医療
　　iPS 細胞（induced Pluripotent Stem cell）
　　→　細胞シート、臓器を作り悪い臓器と取り替える
　拒絶のない再生医療

【再生医療】
　再生医療では、他人のものを移植することを避けることができます。ES 細胞（Embryo Stem cell）とは、胚性幹細胞のことです。embryoは「胚」などを意味し、「胎児」の前状態を指します。ですから胎児型の幹細胞ということです。

　長い間、受精直後の受精卵に、いろいろなホルモンを用いて、皮膚、腸、筋肉など何にでも分化させていました。しかし、受精卵を使うと赤ちゃんを作るのと同じことですので、制限があります。

　そこで、正常の細胞に分裂遺伝子を 4 種類入れ、遺伝子移入で誘導するという iPS 細胞（induced Pluripotent Stem cell、人工誘導多能性幹細胞）が研究されました。

　このとき、正常の細胞と異なる4つの遺伝子を細胞内に移入して分裂して増えるようにします。いろいろ遺伝子を工夫して、いろいろな臓器に変化する幹細胞を作ります。その目的は、細胞シートから臓器を作っておき、病気になったら悪い組織と取り換えるという、拒絶のない再生医療です。

　例えば、心臓ならいろいろな神経や血管とつながりがあり、簡単に部品を入れ替えるわけにもいきません。研究では、試験管内で心臓を作成できても、現実にうまく治療に応用できるのかという問題は残されています。

　生命の基本である胎生期から十月十日を経て巧妙に生まれた私たちの臓器を、試験管内で作成した臓器と取り換えるのには、感覚的に違和感があり、自然の摂理からはみ出した医療行為の可能性があります。このようなものが高度医療の目標になっています。このあたりは、みなさんが勉強して自分なりの考えを持てば良いと考えます。

　ただ1つ強調しておきたいことは、治療法は発達すれば、何でもプラスになるとは限らないということです。このように医学が進歩しても私たちの考え方が進歩しないと、自然の摂理からはみ出した不思議な医療がはびこり、医療費がかさむ流れが起こります。

7・医療の拡大が続く

病院に行きすぎ

　以上のように医療の拡大が続く状況での１つの大きな問題は、みなさんが病院に行きすぎていることです。どこの病院も混雑していて、病院の医師たちはお昼休みも十分にとれないまま夕方まで働き、くたくたになっています。医師不足の問題も生じています。

　子どもが風邪をひくと、必ず病院に連れて行く保護者が多くなっていて、お腹をこわしたり熱が出たりするたび病院に行きます。ある程度の症状なら、じっとこらえることも必要です。このような、病院に行きすぎの状態は、日本人が誇りにしている昭和36年にできた国民健康保険制度と関連していることは、この講義の最初で述べました。ほどよく病院に行っているのならよいのですが、病院に行きすぎた挙句、病院がいつも患者で満杯、いつも医師が少ない状況が出現した原因でもあります。

　現在の少子化社会では子どもがより大切ですから、各地域で子どもの医療費を無料化したりしています。その結果、風邪をひいただけで子どもを病院に連れて行きます。小児科の医師は「これはインフルエンザ」「これは風邪」といちいち調べるので非常に忙しい。

　風邪をひいたら家でじっと養生して病院に行かない。インフルエンザか風邪かは調べない。インフルエンザも感染者の２割は無症状で治っているという研究報告がありますし、症状の上ではインフルエンザと風邪は区別できません。インフルエンザが怖いからといってタミフルを使うなど過剰な医療に巻き込まれないようにしましょう。

ワクチン

弱毒化した微生物
抗原の1部　　　　　　）を抗原として免疫を成立させる
10万人に1人の健康被害の可能性

　また、インフルエンザにかかったほうがより強い免疫がつくので、大いにかかれば良いとすら言えます。弱毒化したものを使っているワクチンでは本物にかかったような強い免疫は成立しません。インフルエンザワクチンが効くとは限らない上に、ワクチンでは一生続く免疫が成立しないので、本物のインフルエンザにかかったほうが良いと考える人もいるのです。

　ヒトパピローマウイルスのワクチンも同様で、使用しても本物に感染したのと同じような強い免疫が成立することはありません。

　しかし、ワクチンを接種すると、絶対に病気にならないと誤解している人が日本には多いのです。日本人はワクチン信仰が強いとも言えます。

　その他、ワクチンには注射液の腐敗を防ぐため強力な防腐剤が加えられています。さらに免疫を増強するアジュバントも急性散在性脳脊髄炎の原因となります。10万人に1人の確率と言われていますが、その10万人の1人になる可能性は否定できませんので、使用するには覚悟が必要です。

　今（2015年時点）、中止になっている子宮頸がんワクチンでは、ヒトパピローマウイルスの抗原を接種しますが、中身にアルミニウムなども入っています。アルミニウムは、単独でも神経炎や関節炎を起こす力があります。ですから、中学生などが脳脊髄炎を起こして一生を棒に振ることも否定できません。一番大事なのは、30年、50年など

長い歴史を持つワクチンなら受けてもいいということです。しかし、始まったばかりのワクチンは危険度が不明です。30年後に受けたら害がないかもしれませんし、重大な問題が生じることがあるかもしれません。

　10万人に1人ですから、ワクチンを接種すると必ず危険というわけではありませんが、このようにあまり語られないことを、知っておく必要もあります。

医療の拡大に伴う問題点

　莫大な医療費
　医療費の助成制度
　特定疾患の指定

　医師の数が増加しても追いつかない患者側の問題もありますが、莫大な医療費も問題と捉えるべきでしょう。医師が1人増えると、1億円ほど医療費が増えます。医師には看護師、医療機器、事務員が必要だからです。10人医師が増えると、医療費は10億円増えるという仕組みです。医師を増やせとばかり叫んでいるのではなく、こうした基本的な仕組みを考える必要もあるでしょう。

　医療費の話においては、助成制度にも問題があると考えています。人工透析の患者数も毎年増加しており、1990年前後では10万人ほどでしたが、今は34万人に膨れ上がりました（2020年時点）。この理由は、高額医療の助成制度とつながっています。人工透析を続けることは大変な経済的負担になりますが、いろいろな助成制度があるために、患者の自己負担額は軽減されています。そうなると、医師も患者さんの負担にならないから、「透析を始めようか」という軽い気持ちで奨めています。薦められた患者さんも「安くなるなら」と人工透析を始め

ていきます。

　このように助成制度がもたらす心理的な作用によって、病人を作り出しているという面があります。よかれと思って医療が発達したにもかかわらず病気がなかなか治らず、医療費が膨れ上がるのが現状です。

　よく耳にする悪性関節リウマチ、パーキンソン病など現在338（2021年時点）の病気が指定難病に指定されています。3分の1程度は原因がはっきりしているので、予防もできるし再発も防ぐことができます。これらの指定難病も、政府が医療費を助成しています。

　しかも、難病に指定されると病院の医師は、「難病だからもう治せない」と思ってしまいます。現在のような状態では医師も患者も病気のレッテルを貼った挙句、絶望して治らない状況に陥っています。

8・健康診断

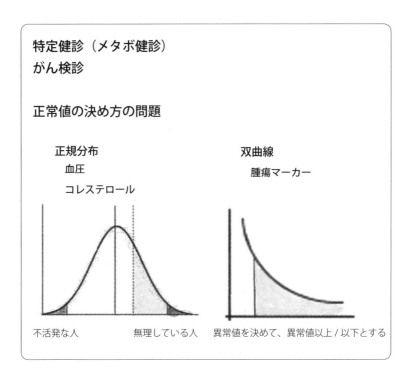

特定健診（メタボ健診）
がん検診

正常値の決め方の問題

正規分布
　血圧
　　コレステロール

双曲線
　腫瘍マーカー

不活発な人　　　　　　無理している人　　異常値を決めて、異常値以上／以下とする

　若い人にはなじみが薄いでしょうが、特定健診という生活習慣病の予防のための健診があります。よくメタボ健診と呼ばれていたりします。職場で働く人の腹囲、血糖値やコレステロール値を含む血液検査、血圧などの検査項目があり、心臓病などを防ぐためにこうした検査が始まりました。男性より女性の腹囲の設定が緩いなどの不思議なこともありました。

　特定健診やがん検診は複雑な世界です。検診における正常値の設定にも疑問があります。

　昭和 43 年には高血圧の上限値は 180mmHg でした。電化製品もブルドーザーもあまり普及しておらず、しょっぱいものを食べ、ご飯を2杯も3杯もおかわりしてエネルギーを摂り、血圧を上げて生きていました。この当時は、脳卒中になったりして寿命の短い人が多かったのです。これは、生活の過酷さが原因です。

　医学に携わる人は、このような生活の背景を無視して、高血圧自体が悪いのだと考えました。昭和 50 年以降の血圧の上限値は 160 mmHg、平成以降は 140mmHg に下げられました。しかし、バリバリ仕事をすると、140mmHg を超える人は多い。なぜならば、血圧はその人の性格、働く仕事の性質や量により決まるからです。ですから、特定健診では仕事で活躍する人ほど、多くの警告を受ける傾向にあります。

　血圧の検査と同様のことがコレステロールの検査にも見られます。実は、コレステロールから男性ホルモンや女性ホルモンが作られます。副腎皮質ホルモンや、骨を丈夫にするビタミン D も作られます。また、コレステロールは細胞の成分でもあるので、生きる力の源でもあります。

　私が大学を卒業した昭和 47 年のコレステロールの上限値は 280mg/dL でしたが、たくさんの患者さんがいました。血圧と同じで、過酷な生き方が原因で、コレステロール値が上昇していたのです。しかし、コレステロール値が高いこと自体が良くないと考えられ、どんどん正常値が下げられました。その結果、バリバリ仕事をする人の多くが、高血圧症、高脂血症になってしまっています。

　ここで重要なのは、血圧のデータもコレステロールのデータも正規分布をとることです。ですから、127 ページの図のように、平均値付近にデータが集まります。こうして日本の高血圧の患者は 3000 万人、高脂血症の患者は 2000 万人ということになってしまいます。

　忙しく無理をしている人の血圧が高いのは、血圧それ自体が失敗し

ているのではなく、忙しさを支えるために血圧を上げているからです。不活発な人、特に、寝たきりの人は血圧が低いです。活動しない人は血圧が下がるのです。

　正常値をとるものは、低すぎるものや高すぎるものを異常値と考えなければなりません。正常値の決め方自体に問題がある可能性は否定できないと考えます。

　生化学検査の中には、健康な状態ではほとんど数値が出ないが、病気になると出てくるものがあります。例えば、腫瘍マーカーなどです。これらは、ほとんどの人が０〜１など低い値で、異常な人だけ高い値になります。このような双曲線のような分布をとる検査値の場合、どこかに、ある値以上（以下）を異常値と決めることは理に適っています。

　しかし、正規分布をとるデータの場合の異常値は、低すぎる（高すぎる）ことにあると考えられます。途中のどこかに線を引いて、ある値以上や以下とするのには疑問があります。このあたりに医療の世界が気づいていないのです。

　なぜ太るかということをよく考えてみると、私たちの消化管活動がリラックスの副交感神経支配であるからです。企業戦士がなぜ太るかというと、忙しさや責任感の強さにストレスが加わり、それを食べて解消しようとしてメタボになるのです。

　学生に強いストレスがかかる状況は、社会人に比べると少ないと思われるので、太っている人は少ない。強いストレスがあると、食べることでストレスを解消します。ストレスの問題が解消され、がつがつ食べなくてもよい流れを作る必要があります。

　いろいろな正常値は低く設定され、頑張る人がひっかかるように設定されているので、検査結果を過度に真に受けて病院に行って薬を飲むと大変な目にあうこともあります。

　ですから、学校を卒業した後、忙しい環境で働くことになったら、これ以上忙しくしたらわが身がもたないということを思い出して、身

を守ることです。食べるだけでストレスを解消してはいけません。

　このような健康診断や特定健診の検査結果には、正常値の問題がからんでいるので、病院の薬を服用する前に、自分の生活の見直しを考えてみましょう。忙しさから身を守る、毎日夜1時2時まで起きているなら夜更かしをやめるなどの形で対処する必要があります。

　がんの場合、早期発見が重要なので、がん検診は重要でしょう。しかし、データとしては、がん検診を受けた方が、発がん率が高くなる傾向にあることも否定できません。1人のがん患者を見つけるため、約30人のスクリーニングを行います。最初から精密検査を行うことはできないので、疑問のある「要再検査」の人を探します。しかし、このとき、残りの29人は激しいストレスを受けます。「がんの疑い」という通知を受け取れば、誰でも衝撃を受けます。がん検診は40歳から始まりますが、40代で精密検査が必要と言われるのは大きなストレスです。

　「早期発見・早期治療」の掛け声はよいのですが、今のがん検診には、1人のがん患者を見つけるために、29人に塗炭の苦しみを受けさせてしまいかねない弱点があります。今のがんの治療は手術、抗がん剤、放射線治療です。これらの治療を受けると体が消耗するので、早期にがんが見つかると、かえって危険な面もあります。がん治療は、まだ完成していないのです。

　がん検診はがんを見つけることができますが、がんを予防することはできないので、私は受けません。がんを予防するのは、過酷な生き方、悩みから解放され、体を温かくして生きることです。このような感覚を持つ必要があります。しかし、人口の3分の1は、見つけた方がいいのではないかと思って検診を受ける。そのあたりも、各自の人生観であることを知っておきましょう。

　がん以外でも、治療法が完成されている病気は多くありません。アトピー性皮膚炎などで皮膚科に行くと、ステロイドを処方されます。

ステロイドはエネルギーを産生するミトコンドリアの機能を抑制します。つまり、ステロイドにより、エネルギーが抑制されるだけです。

　昔は、アトピー性皮膚炎の患者さんはほとんどいませんでした。このような疾患は、リンパ球が多すぎるために起こるので、寒さやひもじさでつらい目にあっていたため、リンパ球が増えない昔の人は、発症しなかったのです。ですから、アトピー性皮膚炎や花粉症なども多くはありませんでした。

　現在の日本は、寒さやひもじさ、重労働が昔に比べると減っており、穏やかに生きることができるようになりました。その結果、全体の傾向としてリンパ球が増えたので、アトピー性皮膚炎の患者も増えたのです。

　つまり、時代の変遷で起こった病気なのですから、時代で変わったのは何かを考える必要があります。外で遊ばない、お菓子を食べるなど、リラックスした体調を作るような生き方によりリンパ球が増えました。その過剰反応として、アトピー性皮膚炎、喘息、花粉症になるのです。

　このような根本的な理解をして多すぎるリンパ球を減らせば、過敏反応から脱却できます。しかし、今の治療は症状を消すだけの対症療法にすぎません。アトピー性皮膚炎のステロイド軟膏、がんの抗がん剤などは、根本的な治療にならないのです。

　アトピー性皮膚炎は、甘いものを控え、体を鍛え、リンパ球を減らす。がんは、低体温・低酸素によってミトコンドリアが少ないという悪い内部環境に対する適応反応なので、体を休め温かくする。そうすることで、病気から逃れられるのです。

　医療が発達して、日本人はみな医療のお世話になっています。しかしこれからは、お世話になるだけでなく、病気の成り立ちを理解して自分の身を守ることが大事です。

　何度でも言いますが、病気には原因があります。遺伝子などが原因

で病気になるのは３％くらいです。その他97％の病気には必ず原因があり、そのほとんどは生き方が原因です。

　生活習慣病という言葉があります。せっかく、このような言葉があるのに、生活習慣や生き方の無理から目をそらしていては、病気は治りません。病院の医師も、生活習慣を改めるアドバイスをせずに、降圧剤や抗がん剤を処方する対症療法の世界です。医療にはメリットもありますが、対症療法が拡大し、１人１人の医療人が病気の原因を追究しない医療に陥っている状況について、考えることが必要です。

　医師として大事なことは、病気の成り立ちを知るために、いつから具合が悪いかを聞くのみならず、具合が悪くなる前にどのような生活をしていたか、という病歴をとらなければなりません。「いつから」、「どういう経過か」しか聞かない医師は、病気の原因に到達しません。

　みなさんも病気になったら、医者任せでなく、病気になる前どのような生き方をしたかを考えてみてください。体が悲鳴を上げていることに気づくという感覚を持ってください。そうしなければ、医療は拡大するが病気は増え続け、日本が病気だらけという状況になってしまうことでしょう。気をつけていただきたいと思います。

　まとめとして、病気の原因を追究することが大切です。しかし、今、リウマチでも、ネフローゼでも、アトピー性皮膚炎でも、病気の原因を追究することがあまりありません。本当に病気を治すためには原因を追究することです。

　病気の原因は、私たち自身が能力を超えるような無理な生き方をしたことにあります。徹夜、夜更かしといった自然の摂理からはみ出した生き方をすると、いろいろな病気になります。本書を手に取ってくださったみなさんが、病気にならずに天寿を全うすることを切に願います。

【参考文献】

Fukuda M, Kawada N, Kawamura H, Abo T.

Treatment for atopic dermatitis by acupuncture. Adv Exp Med Biol. 2004;546:229-237.

Fukuda M, Kawada N, Katoh N, Kawamura H, Abo T.

Stagnation of steroid hormones in patients with atopic dermatitis and unique variation of leukocyte pattern during the withdrawal syndrome after cessation of steroid ointment, Biomedical Research (Tokyo),2003;24:89-96

安保 徹．「体調と免疫系のつながり (9) アレルギー疾患になぜかかる」，（「治療」, 1998;80: 2018-2023.）

安保 徹．「体調と免疫系のつながり (18) ステロイドホルモン剤の副作用の新しい事実」，（「治療」, 1999;81:1395-1401.）

安保 徹．「体調と免疫系のつながり (27) アトピー性皮膚炎患者のためのステロイド離脱」，（「治療」, 2000;82:1794-1803.）

安保 徹．「体調と免疫系のつながり (29) 再び, 胃潰瘍, アトピー性皮膚炎, 慢性関節リウマチについて」，（「治療」, 2000;82:2433-2438.）

安保 徹．「体調と免疫系のつながり (30)(最終回) 膠原病, 自己免疫病に対するステロイド治療の検証」，（「治療」, 2000;82:2637-2648.）

安保徹，『医療が病いをつくる──免疫からの警鐘」，（岩波書店 ,2001）

安保徹，『絵でわかる免疫』，（講談社 ,2001）

安保徹，『病気にならない生き方』，（三和書籍 ,2015）

福田 稔, 安保 徹，『免疫を高めて病気を治す最強事典』，（マキノ出版 ,2019 ）

安保 徹，『「薬をやめる」と病気は治る──免疫力を上げる一番の近道は薬からの離脱だった』，（マキノ出版 ,2004）

安保 徹，『免疫力はミトコンドリアであげる』，（三和書籍 ,2021）

免疫の二層性

1・新しい免疫系

生物が上陸してから獲得した免疫系

新しい免疫系のクローンはすべて外来抗原向けクローンで構成
（異種タンパク、細菌、ウイルスが異物で対象となる）

　「免疫は外から来た微生物（外来抗原）を処理すること」、というように一般的には考えられていますが、これは免疫の一部の機能にすぎません。生物の上陸以降の胸腺・骨髄の進化とともに現れた、いわば「新しい免疫系」です。

　今から約3億6千万年前、生物（両生類）が地上へ上陸しました。そうしたとき、水の中には存在しなかった4億年前の植物の破片など、生物はいろいろな外来抗原に曝されるようになりました。そのため、それまで水の中で暮らしていた魚類とは異なる免疫系が必要になり、外来抗原向けの新しい免疫系ができました。

　外来抗原とは、異種タンパク、細菌、ウイルスなどです。私たちが食べるもの、魚や鶏のタンパク質が消化・分解されたもの、傷口から入るもの、注射されたものなどが抗原の例です。花粉や、移植された臓器などもこの例に入ります。

2・新しい免疫系を構成する免疫臓器

リンパ球を作る場所

　　胸腺（鰓から進化）　　T 細胞を作る ── 細胞性免疫
　　骨髄（前腎から進化）B 細胞を作る ── 液性免疫

リンパ球が働く場所、T 及び B 細胞の受け皿

　　末梢の免疫臓器
　　リンパ節、脾臓、末梢血、扁桃（アデノイド）
　　　　脾臓　　赤脾髄　　赤血球が壊される部位
　　　　　　　　白脾髄　　リンパ球の受け皿
　　　　末梢血　T 細胞（70%）、B 細胞（20%）、NK 細胞（10%）

　胸骨の奥にある胸腺は、魚類の鰓から進化しました。魚類では、異物がぶつかる最初の場所が鰓ですから、ここにリンパ球がたくさん集まり、最終的に胸腺にまで進化しました。この胸腺で作られたリンパ球を、胸腺の英語（Thymus）の頭文字から T 細胞（T リンパ球）と呼んでいます。

　骨髄も生物上陸後に出現した臓器で、造血の働きを担います。魚の骨をガリッとかじっても、中には何もないですね。魚の骨には骨髄がないからです。骨に骨髄ができたのは、上陸した両生類以降の進化においてです。カエルは骨の中に骨髄があります。

　骨髄は前腎から進化しました。魚を食べるとき、内臓を全部取ると奥に茶色の組織があります。これが魚類の腎臓です。この前方で造血

しています。これが骨に包まれたものが骨髄です。骨髄で作られた
リンパ球を骨髄（Bone marrow）の頭文字からB細胞（Bリンパ球）
と呼びます。また、T細胞は「細胞性免疫」と呼ばれており、自ら働
きます。B細胞は「液性免疫」と呼ばれ、抗体を作る働きがあります。

　B細胞で作られる抗体は唾液や血液の中に分泌されます。リンパ球
は胸腺と骨髄で作られ、リンパ節、脾臓、末梢血に送られて働きます。
このため、風邪をひくと、顎下リンパ節、扁桃（アデノイド）などが
炎症を起こして腫れます。

　脾臓には赤く見える赤脾臓（赤血球）、白く見える白脾髄（リンパ
球の受け皿）があります。酸素を運ぶ赤血球の寿命は約120日です。
古くなった赤血球を処理するのが脾臓です。貧血が強く生じていると
きに脾臓を摘出することがあるのは、赤血球を壊している場所を取っ
てしまうということです。しかし、脾臓を摘出しても、マクロファー
ジも赤血球を処理しているので、全く赤血球が処理されなくなるので
はありません。

　白脾髄はリンパ球の受け皿としての機能がありますので、炎症が起
こると腫れます。喉の炎症は顎下リンパ節などが腫れますが、体の炎
症では脾髄が腫れます。

　末梢血では、T細胞が70%、B細胞が20%、NK細胞が10%程度
の割合で存在しています。つまり90%を新しい免疫系が、残り10%
を古い免疫系であるNK細胞が占めていることになります。古い免疫
系の説明は後ほど詳しく行いますが、NK細胞はNatural Killer細胞
の略称で、免疫を成立させることなしにがん細胞などを直接攻撃でき
る、ということをここで覚えておきましょう。

3・新しい免疫系を構成するリンパ球

T 細胞　(Thymus derived cells)

　胸腺上皮と反応して自己応答性クローンは除かれる
（negative selection）

B 細胞　(Bone marrow derived cells)

　抗体を作る
　自分と反応するクローンを増やさない（peripheral anergy）

　胸腺にはリンパ球がたくさんありますが、その働きについては、し
ばらくわかっていませんでした。1960 年に新生仔（マウス）の胸腺
を摘出するとリンパ球が大きく減少する現象が報告されました。

　リンパ球の約 70％は T 細胞（Thymus derived cells）です。胸腺
摘出後も、残っているのは全体の約 30％で、骨髄で作られるのでは
ないかと考えられたために、これらを B 細胞（Bone marrow derived
cells）と呼びます。T 細胞と B 細胞の割合は、血液中とリンパ節で
はおよそ 7：3、脾臓では 1：1 です。

　胸腺はリンパ球を作るだけでなく、リンパ球を殺す役割も担ってい
ます。遺伝子の再構成で、ランダムにいろいろな抗原と反応するクロー
ンができますが、自分と反応するクローンがほとんどです。胎児、新
生児のときに、自分（胸腺上皮）と反応させ学習することを通じて、
自己応答性クローンは除かれます。除かれるリンパ球は 95％にもな
り、ほとんどのリンパ球は除かれてしまいます。胸腺はリンパ球を作
るように見えますが、実は作ったリンパ球のほとんどを殺しているの

です。これを「負の選択」(negative selection)と呼びます。残った５％が外来抗原向けのＴ細胞で、外から来た異物と反応させる仕組みです。

　Ｂ細胞でも、遺伝子の再構成によってランダムにいろいろな抗原と反応するクローンを作ります。しかし、Ｂ細胞の場合、自分と反応するクローンは増やさないのです。これを「末梢寛容」(peripheral anergy：自分と反応する抗体を作らず、排除されずに生き残る）と呼びます。

　このように生物の上陸後にできた新しい免疫系は、２つの方法で自分と反応するクローンを抑えており、すべて外来抗原向けに働かせています。このように、外からやってきた、ハウスダスト、アレルギー症状を起こすカニのタンパク、ウイルス、細菌の構成成分の何かには反応しますが、自分の体の組織は攻撃しない仕組みが完成しました。

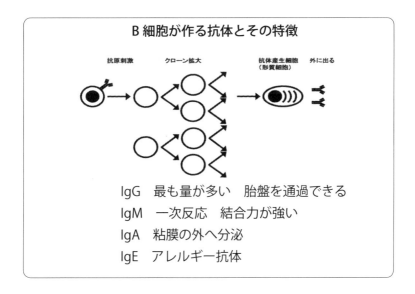

B 細胞が作る抗体とその特徴

抗原刺激　　クローン拡大　　抗体産生細胞（形質細胞）　外に出る

IgG　最も量が多い　胎盤を通過できる
IgM　一次反応　結合力が強い
IgA　粘膜の外へ分泌
IgE　アレルギー抗体

　Ｂ細胞は抗体を作ります。普段、Ｂ細胞は休止していますが、抗原の刺激を受けると分裂してクローンを拡大し、最終的に広い細胞質を

持った抗体産生細胞になります。広い細胞質でタンパクを合成して抗
体を産生し、（B 細胞の膜に抗体がついている時期もありますが）最
終的には外に分泌します。抗体産生細胞は、形態的に特徴があるので、
形質細胞とも呼ばれてきました。

　リンパ節や脾臓には抗体を作るリンパ球が小リンパ球という形で存
在しています。この小リンパ球が抗原と遭遇するとクローンを拡大
します。分裂してクローンが増えると、抗体産生細胞になり抗体を
外に分泌します。こうして、B 細胞が抗体を作り風邪に打ち勝つこと
ができるということです。

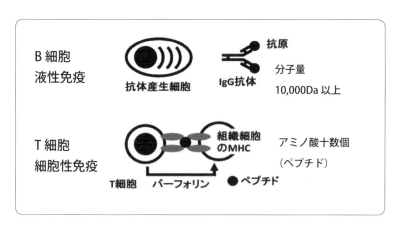

　B 細胞が作る抗体には、IgG、IgM、IgA、IgE などの種類がありま
す。これら抗体のうち、IgG 抗体の量が最も多いです。IgG 抗体の分
子量は小さいので、お母さんから赤ちゃんに胎盤を介して IgG 抗体
を送ることができます。また、IgG 抗体は１つの抗体で２つの抗原と
結合できます。この結合は分子量が１万ダルトン（Da）以上の抗原
の立体構造を認識するので、あまり小さな抗原とは反応できません。

　自前のリンパ球で免疫を作ることができるようになるのは、２歳ご
ろからです。赤ちゃんはまだ免疫系が発達していないので、お母さん

から胎盤経由でもらった IgG を使って身を守っています。ですから、赤ちゃんの免疫はとても強いのです。

　IgM 抗体は、リンパ球が抗原と遭遇した際、一次反応のときに作る抗体です。5つの抗体分子がつながっているので、分子量が大きく、結合力が強い抗体です。

　IgA 抗体は、粘膜の外へ、つまり、腸液、唾液、涙、母乳に分泌されます。他の抗体は血液中に分泌されます。

　IgE 抗体は、アレルギー、アトピー性皮膚炎、気管支喘息、食物アレルギーなどと関係しています。つまり、アレルギー症状の時に出る抗体です。IgG、IgM、IgA 抗体は、常時、体の中に一定量存在します。しかし、IgE 抗体はアレルギーになった人だけに存在し、そうでない人には存在しません。

T 細胞は T 細胞レセプターで抗原と反応する

T 細胞レセプターは T 細胞から離れない　→　細胞性免疫
主要組織適合抗原についた抗原をまとめて認識する

B 細胞は抗体で抗原と反応する

抗原は B 細胞から離れる　→　液性免疫

　このように、B 細胞はこれらの抗体を使い抗原と反応しますが、T 細胞は T 細胞レセプターを用いて抗原と反応します。T と B、2つの細胞での反応は大きく異なります。

　抗体は、B 細胞から離れ、単独で血液や体液の中に入ります。これを「液性免疫」と呼びます。ウイルスに対する抗体が働くのは液性免疫です。

　これに対し、T 細胞レセプターは T 細胞から離れない2つのタン

パク質で、その間に抗原が入ると、抗原と反応します。これを「細胞性免疫」と呼びます。例えば、ツベルクリン反応はリンパ球のうち T 細胞の反応なので、細胞性免疫です。

　自己を認識する主要組織適合抗原（MHC）は、最初、移植の拒絶タンパクとして発見されました。MHC は、個人間でアミノ酸配列の多様性があるので、他人に移植を行うと拒絶されます。実際は、我々の細胞すべてに発現していて、異物が入ってきたとき、この MHC の溝でとらえます。アミノ酸十数個の短い塊（ペプチド）をこの MHC でとらえ、T 細胞は MHC を認識して攻撃する物質である、パーフォリンなどのキラータンパクを出して、感染した異常組織細胞を殺します。

　このように、免疫には B 細胞が産生する抗体で戦う液性免疫と、T 細胞が、直接感染組織を処理する 2 つがあります。少し難しいですが、覚えてしまいましょう。

4・古い免疫系

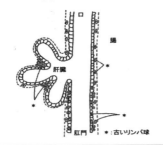
　生物の地上への進出後、呼吸は鰓呼吸から肺呼吸に進化し、酸素を取り入れる方法が変わりました。環境も大きく変わりました。水の中にいるときは、それほど外来抗原を問題にはしなかったでしょう。しかし、上陸後は、植物、地球を覆う埃などを処理するため鰓や前腎からの独特な進化が起こりました。生物の埃としては、昆虫の死骸、植物の花粉を、食べ物としては、エビ、カニ、そば、米などの食べ物を処理するので、自分とは反応しない仕組みができあがりました。このように、呼吸が鰓呼吸から肺呼吸に変わると同時に、免疫系が自分の内部異常を監視する自己応答性から、外来抗原向けになったことは驚くべきことです。これは新しい免疫系についての復習です。

　一方で、古いリンパ球がある具体的な場所は、腸、（腸から発生した）

肝臓、（魚類の）鰓、皮膚、外分泌腺のまわり、皮下組織、子宮粘膜です。扁桃は消化管に付随したリンパ組織なので、古いリンパ球もいますが、新しいリンパ球もいます。

　腸の粘膜のヒダや肝臓の周りにはリンパ球が多数存在するので「腸管免疫」という言葉があります。これらは古い免疫系のリンパ球です。

　線形動物のあたりで肝臓は腸から進化しました。肝臓移植などで、切除した小さな肝臓を移植しても肝臓は大きくなることを、耳にしたことがあると思います。これは、肝臓には腸の性質が残っているので、細胞分裂して増えるためです。腎臓、心臓、膵臓など他の臓器は分裂しないので、移植したらそのまま大きくなることはありません。

5・古い免疫系の特徴

　生物が上陸してから発達した新しい免疫が、胸腺、骨髄、リンパ節、脾臓、血液の中で活躍しています。生物が上陸する前の古い免疫系は、体の中に隠れて残っていて、必要なときに目覚めます。この古い免疫系は、内部監視のクローン（自己応答性）で、構成されています。若く健康なときは目立たない存在です。しかし、強いストレスや加齢で胸腺が縮小したとき、目を覚まして活性化して戦います。

　古い免疫系の特徴は、自己応答性クローンを除いていないので、多くのクローンが自己応答性を持っていることです。自分を見つめる内部監視の免疫系であることが古い免疫系の特徴です。具体的には、自分の中にがん細胞など変性した細胞、老化した細胞が出てきたら、それらを弱らせ、取り除くという働きをしています。

　古い免疫系を構成するリンパ球は、がんを殺すNK細胞、（胸腺が全くないので腸などの）胸腺外で分化する胸腺外分化T細胞、自己抗体産生B細胞です。この古い免疫系に含まれるB細胞はB‐1細胞と呼ばれ、新しい免疫系のB細胞（B‐2細胞）とは区別されます。

6・古い免疫系を構成するリンパ球

NK/T 細胞 lineage

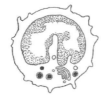

NK 細胞　　　　　胸腺外分化 T 細胞　　　（胸腺由来）T 細胞

一番古いリンパ球　　古いタイプの T 細胞
異常自己細胞を攻撃　　自己応答性を持つ

大型顆粒リンパ球（LGL：Large Granular Lymphocyte）
顆粒が多くマクロファージに似たリンパ球

B 細胞 lineage

自己抗体産生 B 細胞（B-1 細胞）、新しい B 細胞は B-2 細胞

　リンパ球の進化には 2 つの系列があります。1 つは NK 細胞と T 細胞の系列（NK/T 細胞 lineage：NK 細胞 ⇒ 胸腺外分化 T 細胞 ⇒ T 細胞）、もう 1 つは B 細胞の系列（B 細胞 lineage：B-1 細胞 ⇒ B-2 細胞）です。上の図はこの進化の過程の形態的な特徴を示したものです。

　防御細胞の基本はマクロファージです。マクロファージから食べる力を退化させ、最初に NK 細胞（Natural Killer cells）が生まれました。

　近年、NK 細胞が有名なのは、がん細胞を攻撃するからです。NK 細胞は誰にでも備わっていて、免疫がなくても働き、がん細胞などを

殺すことができます。1965年前後に、日本、アメリカ、ヨーロッパでほぼ同時に発見されました。

　そしてNK細胞を小型化した胸腺外分化T細胞（extrathymic T cells）という自己応答性がある古いタイプのT細胞が生まれました。NK細胞と胸腺外分化T細胞は、細胞質に顆粒が多いために大形顆粒リンパ球（LGL：Large Granular Lymphocyte）と呼ぶことがあります。

　最後に、細胞質がほとんどない胸腺由来のT細胞が生まれました。

一番進化したリンパ球は、なぜ形態がシンプルなのか？

　一番進化したリンパ球の機能が一番高度であると考えられるのに、なぜシンプルな小リンパ球なのでしょうか。それは、分裂してクローンを拡大、潜伏期間を経て働き出すことに理由があります。

　NK細胞や胸腺外分化T細胞は、顆粒球と同じように、異物が来るとすぐに反応できます。ところが一番進化した（胸腺由来の）T細胞は、一度抗原の刺激を受けるとクローンを拡大して、強力になってから働き出します。このクローン拡大する期間がいわゆる「潜伏期間」です。分裂期間中は小リンパ球ですが、分裂後は、大リンパ球に変わり、いろいろなタンパク合成ができるようになります。顆粒も獲得して最高の力を発揮します。

　しかし、進化したリンパ球だけは普段休んでいて、対応する抗原が来たときだけ分裂して数を増やし、強力な免疫を発揮する、という他の細胞にはない特徴があります。これが一番進化したリンパ球なのです。

　1960年ごろまでは、胸腺の小リンパ球には、細胞質内に働いている証拠である細胞内小器官が見つからず、役に立たない細胞であると考えられていました。このころまで、胸腺の役割は理解されていませんでした。働き者が再評価されるという話は、じ〜んときますね。

7・ストレスと免疫系の関係

新しい免疫系は抑制、古い免疫系は活性

交感神経緊張
副腎皮質ホルモンの分泌　→　胸腺の萎縮と骨髄抑制
（ステロイドホルモン）

ストレスにより新しい免疫系が抑制される

NK 細胞 ↑、胸腺外分化 T 細胞 ↑、自己抗体産生 B-1 細胞 ↑
強すぎるストレス反応で、体の失敗ではない
自己免疫疾患（膠原病でこのような反応が起こる）
　　　　　　　　ＳＬＥ、リウマチ、橋本病、全身性強皮症
目的はストレス、あるいは加齢で生じる異常自己細胞を取り除く

　私たちが病気になる原因は、忙しさに巻き込まれるなど肉体的・精神的なものまでを含めて、つらい目にあうからです。暑さ・寒さなど環境の厳しさも体はストレスに感じています。そして、限界を超えたとき、体調を崩します。

　このつらいストレスに遭遇したときの反応は、交感神経緊張、副腎皮質ホルモン（ステロイドホルモン）分泌の２つに大別できます。具体的には、交感神経緊張により、脈が速くなり、血圧が上がる。ステロイドホルモン分泌によりミトコンドリアの機能が抑えられ、体温が下がる。このような反応が起こると、胸腺の萎縮と骨髄の抑制も起こります。

つまり、ストレスにより新しい免疫が抑制されるのです。ストレスの他に、これと同じ現象が起こるのは加齢です。歳をとると胸腺も骨髄も脂肪化します。加齢の場合、胸腺の萎縮は不可逆的ですが、ストレスの場合、ストレスがなくなると解消します。

　いずれにせよ、新しい免疫系がストレスや加齢で抑制されていることが大事なポイントです。つまり、ストレスや加齢は、外来抗原を処理している場合ではなくなってしまう、という体の反応を引き起こすということです。

> **加齢**
>
> **胸腺と骨髄が萎縮し、腸、肝臓のリンパ球が増える**

　私たちの体の中では、胸腺や骨髄が元気よく外来抗原向けのリンパ球をたくさん作っています。若いときはこの活動が活発でたくさんのリンパ球（B‐2細胞）が作られますが、先の説明の通り、加齢によって新しい免疫系が抑制されていきます。

　そうすると、古い免疫系（NK細胞・胸腺外分化T細胞・自己抗体産生B‐1細胞）が目を覚まして活性化します。加齢により免疫系が変わるのです。

　胸腺と骨髄が萎縮し、腸、肝のリンパ球はむしろ増えます。これは、別のタイプのリンパ球にスイッチして身を守り一生を終えるということです。

> **ストレスによる反応**
>
> 自己免疫疾患
> B‐1 細胞が自己抗体を作り出す
> 古い免疫系が目を覚まして活性化して作る

　加齢による変化とストレスを感じているときの変化では、同様の状態になります。

　ストレスによって胸腺は縮まりますが、ストレスで生じた異常自己を速やかに排除するため、腸、肝臓などの免疫系が目覚めます。腸や肝臓には、B‐1 細胞があるので、自己抗体を作り出します。

　こうした現象が強く起こるのが、自己免疫疾患（膠原病）です。自己免疫疾患には、SLE、関節リウマチ、橋本病、ベーチェット病、シェーグレン症候群、強皮症、多発性硬化症などいろいろありますが、原因不明とされています。これらに共通しているのは、激しいストレスにさらされることで発症するということです。

　具体的には、SLE では強い紫外線、関節リウマチでは立ち仕事などの重力（体重）の負担、甲状腺に起こる橋本病では忙しさ、全身性強皮症では冷気に長くさらされた皮膚からくる血流障害が原因となっています。これらの原因は、すべて体にとってのストレスなのです。

　このように、すべてに原因があります。ですから自己免疫疾患は、原因不明の難病ではありません。ストレスが原因で新しい免疫系が抑制され、古い免疫系が目を覚ますために起こっているのです。これが自己免疫疾患を発症しているときの状態です。

　関節リウマチの原因は立ち仕事だと述べました。ずっと立っていると、体重の負荷が膝、足などの関節にかかり、滑膜が損傷し、この損傷に対し、B‐1 細胞が自己抗体を産生し、壊れた組織を回復させよ

うとします。このときに生じる炎症などが関節リウマチの正体ですから、これを治すには、立ち仕事の負担を減らし、体を休めることです。そうすれば、自己抗体を作る必要がなくなります。

　強調しますが、自己免疫疾患（膠原病）になったときは、免疫系が失敗して自己抗体が出ているのではありません。強すぎるストレスがこのような反応を起こしているのです。体（免疫）の失敗ではないことを覚えておかなければなりません。体は失敗しないのです。このことを知らないと、自己抗体が出たことを体の失敗と誤解して、山ほどの薬を使用することになってしまいます。強いストレス、これがあることを認識しなければなりません。

> ## マラリア感染
>
> ### マラリア原虫は細胞内に寄生
> ### B - 1 細胞が自己抗体を作る

　マラリア原虫は赤血球の中に寄生して栄養を奪い生きています。ところが、T細胞は自分の細胞の中を攻撃することができません。そこでマラリア感染に対しては、B - 1 細胞が自己抗体を作り、原虫に感染した異常自己を攻撃して弱った赤血球を脾臓で処理します。ですから、マラリアに感染すると必ず自己抗体ができます。

> ## 移植の慢性拒絶

　移植後、組織細胞にあるMHCのアミノ酸配列が個人間で異なるので、拒絶反応が起こります。拒絶されると、移植片が排除されるので、免疫抑制剤を使い、移植を成立させます。免疫抑制剤はT細胞やB

細胞の新しい免疫系は低下させますが、古い免疫系を低下させるのは、容易ではありません。移植後、1か月、1年後にじわじわ拒絶反応が出現したとき、自己抗体が産生されるのです。移植については、次の章で詳しく触れます。

> **自己抗体の出現は体の失敗で起こる現象ではない！**
>
> **自己抗体は加齢でも全員出現する！**

　このように、新しい免疫系のみならず、古い免疫系についても考えなければ、加齢、ストレス、マラリア、移植の問題を解決することはできません。

　結論として、「自己抗体の出現は体の失敗で起こる現象ではない！」ことを強調します。自己抗体は、免疫系が狂った状態であるから産生されるので免疫の失敗と考える人が多いですが、違います。自己抗体は古い免疫系が活躍している証拠で、新しい免疫系を抑制して内部の異常を速やかに排除するための反応として考える必要があります。私の免疫の教科書にだけは、このことを書いてあります。

【参考文献】

Watanabe H, et al.

c-kit+ stem cells and thymocyte precursors in the livers of adult mice. J Exp Med 184:687-693,1996.

Kanamori Y, et al.

Identification of novel lymphoid tissues in murine intestinal mucosa where clusters of c-kit+IL-7R+Thy1+lympho-hemopoietic progenitors develop J Exp Med 184:1449-459,1996.

Yamagiwa S, et al. T

he primary site of CD4-8-B220+a β T cells in lpr mice-the appendix in normal mice. J Immunol160:2665-2674,1998.

Saito H, et al.

Generation of intestinal T cells from progenitors residing in gut cryptopatches. Science 280:275-278.1998.

Iiai T, et al.

Ontogeny and development of extrathymic T cells in mouse liver Immunology 77:556-563,1992.

Watanabe H, et al.

Relationships between intermediate TCR cells and NK1.1+T cells in various immune organs.NK1.1+ T cells are present within a population of intermediate TCR cells. J Immunol155:2972-2983,1995.

Kawachi Y, et al.

Self-reactive T cell clones in a restricted population of IL-2 receptor β + cells expressing intermediate levels of the T cell receptor in the liver and other immune organs. Eur J Immunol25:2272-2278,1995.

Iiai T, et al. Site of extrathymic T-cells proliferation and their subsequent fate, occurring in the liver of autoimmune MRL-1pr/1pr mice. Biomed Rest5:101-114. 1994

Iiai T, et al.

Characterization of intermediate TCR cells expanding In the liver thymus and other organs in autoimmune lpr mice: parallel analysis with their normal counterparts. Immunology 84:601-608,1995

Kawachi Y, et al.

Supportive cellular elements for hepatic T cell differentiation: T cells expressing into 「mediate levels of the T cell receptor are cytotoxic against syngenetic hepatoma, and are lost after hepatocyte damage. Eur J Immunol25:3452-3459.1995.

Narita J, et al,

Differentiation of forbidden T cell clones and granulocytes in the parenchymal space of the liver in mice treated with estrogencellImmunol185:1-13 1998.

Suzuki S, et al,

Low mixture of partner cells seen in extrathymic T cells in the liver and intestine of Parabiotic mice. Its bio1ogicalimplication.Eur J Immuno128:3719-3729,1998.

Ohtsuka K, et al.

Similarities and differences between extrathymic T cells residing in mouse liver and intestine. Cell Immunol153:52-66,1gg4

Ohtsuka K, et al.

A similar expression pattern of adhesion molecules between inter-mediate TCR Cells in the liver and intraepithelial lymphocytes in the intestine. Microbiol Immunol 38:677-683　1994

Takii Y, et al.

Increase in the proportion of granulated CD56+T cells in patients with malignancy. Clin Exp Immunol 97: 522-527, 1994.

Hashimoto S, et al. Characterization of CD56+T cells in humans: Their abundance in the liver and similarity to extrathymic T cells in mice. Biomed Res 16: 1-9, 1995.

Okada T, et al.

Origin of CD57+T cells which increase at tumour sites in patients with colorectal cancer. Clin Exp Immuno1 166:172-186, 1995.

Musha N, et al.

Expansion of CD56+NK T cells and y δ T cells from cord blood of human neonates. Clin Exp Immuno1 113:220-228, 1998.

Makino Y, et al.

Extrathymic differentiation of a T cell bearing invariant V α 1 4J α

281 TCR. Int Rev Immuno1 11: 31-46, 1994.

Bendelac A, et al.

A subset of CD4+ thymocytes selected by MHC class I molecules.

Science 263:1774-1778, 1994.

Weerasinghe A, et al.

Intermediate TCR cells can induce graft-versus-host disease after allogeneic bone

marrow transplantation. Cell Immuno1 185:14-29, 1998.

Murosaki S, et al.

Failure of T cell receptor V β negative selection on murine intestinal intra-epithe-

lial lymphocytes. Int Immunol 3:1005-1013, 1991.

Abo T, et al.

Extrathymic T cells stand at an intermediate phylogenetic position between natural

killer cells and thymus-derived T cells. Natural Immunity 14:173-187, 1995.

Abo T.

Extrathymic differentiation of T lymphocytes and its biological function. Biomed

Res 13:1-39, 1992.

Toyabe S, et al.

Identification of nicotinic acetylcholine receptors on lymphocytes in periphery as

well as thymus in mice. Immunology 92:201-205, 1997.

Tsukahara A, et al.

Adrenergic stimulation simultaneously induces the expansion of granulocytes and

extrathymic T cells in mice. Biomed Res 18:237-246, 1997.

Suzuki S, et al.

Circadian rhythm of leukocytes and lymphocyte subsets and its possible correla-

tion with the function of autonomic nervous system. Clin Exp Immunol 110:500-

508, 1997.

Moroda T, et al.

Association of granulocytes with ulcer formation in the stomach of rodents ex-posed to restraint stress. Biomed Res 18:423-437,1997.

Yamamura S, et al.

Simultaneous activation of granulocytes and extrathymic T cells in number and function by excessive administration of nonsteroidal anti-inflammatory drugs. Ceil Immunol 173:303-311, 1996.

安保 徹,「体調と免疫系のつながり (19) リンパ球はなぜ副交感神経支配を受けたか」, (「治療」1999;81:1838-1853.)

安保 徹,『医療が病いをつくる——免疫からの警鐘』, (岩波書店 ,2001)

安保 徹,『絵でわかる免疫』, (講談社 ,2001)

安保 徹,『病気にならない生き方』, (三和書籍 ,2015)

福田 稔,安保 徹,『免疫を高めて病気を治す最強事典』, (マキノ出版 ,2019)

安保 徹,『「薬をやめる」と病気は治る——免疫力を上げる一番の近道は薬からの離脱だった』, (マキノ出版 ,2004)

安保 徹,『免疫力はミトコンドリアであげる』, (三和書籍 ,2021)

第 **8** 講義

移植、妊娠、老化

1・移植と拒絶

主要組織適合遺伝子複合体
（MHC：Major Histocompatibility Complex）

私たちの体を構成するタンパク質は「ほとんど」同じ
MHC は個人間で異なるので、移植片は免疫によって拒絶される

　体の中には、アルブミンやケラチンなどいろいろなタンパク質があります。これらの構造は、個人間で「ほとんど」同じです。したがって、移植しても免疫反応や拒絶は起こらないはずです。

　ところが、私たちの体の中にはたった１つだけ、個人間で遺伝子の構造（アミノ酸配列）が異なるタンパク質があります。このタンパク質のために他人の皮膚、腎臓、肺を移植すると拒絶反応が起こります。このタンパク質が、本書でも何度か登場している、主要組織適合遺伝子複合体（MHC：Major Histocompatibility Complex）です。

　この MHC には父親と母親の遺伝子の両方の情報が入っています。父親と母親の遺伝子は当然異なりますから、親子、兄弟であっても、アミノ酸配列は異なるものになります。このために移植片は拒絶されます。移植しても拒絶されない例外は一卵性双生児の兄弟です。一卵性双生児の場合はアミノ酸配列が同じになります。

MHC の発現量

皮膚＞マクロファージ＞腎臓＞肝臓＞神経＞赤血球（－）
免疫抑制剤を使用することで一部移植が可能
MHC は父と母の両方の遺伝子を発現 → 共優性

　ほとんどの組織で MHC は発現していて、組織によって発現量が異なります。一番発現量が多いのは、皮膚です。その次にマクロファージ、腎臓、肝臓、神経、赤血球の順になります。

　血液型を合わせれば輸血ができる理由は、赤血球での MHC 発現量がほとんどゼロなので、拒絶反応を起こさないからです。このために赤血球の輸血はできます。発現量が少ない理由は、赤血球には遺伝子情報を含む核がないために、MHC を合成しないからです。

　皮膚は MHC の発現量が多いため、免疫抑制剤を使っても移植はできません。

　腎臓は皮膚ほど MHC 発現量が多くはないので、免疫抑制剤を使えば移植可能です。肝臓は腎臓よりもさらに MHC 発現量が少ないので、肝移植に使用される免疫抑制剤は、腎移植よりも少ないです。神経のうち、脳神経は MHC 発現が特に弱いです。しかし、脳を移植することはほとんどありません。

　このように MHC の発現量は組織により異なっているので、発現量が少ない一部の組織では、免疫抑制剤を使っての移植が可能となります。どちらにせよ、移植には免疫抑制剤が必要です。

　現在、多数の移植手術が行われていますが、移植を受けた患者さんが、健康な人と同じになるというわけではありません。移植直後の拒絶反応を抑えることができたとしても、拒絶反応は少しずつ進行します。腎移植の場合，生着して働ける年限は約 10 年と言われています。

肝移植ではもう少し長いです。

　父方の遺伝子、母方の遺伝子両方の遺伝子を発現することを「共優性」と呼びます。みなさんの臓器を母親に移植すると、母親の免疫系では父親由来の遺伝子を異物として認識するために拒絶反応が起こります。ですから、みなさんの臓器をどちらの親に移植しても拒絶反応が起こります。逆に、父親の臓器をみなさんに移植しても、みなさんには父親の一部に発現しない遺伝子もあるので、やはり、拒絶されます。このような現象は、この共優性という特徴のために起こります。

　遺伝子には優性（顕性）遺伝子と劣性（潜性）遺伝子があり、片方だけの親からの遺伝子を発現する場合が多いのですが、MHC は両方の親の遺伝子を半分ずつ発現します。この結果、兄弟間でも親子間でも移植は成立せず、免疫抑制剤を使用しなければならないのです。

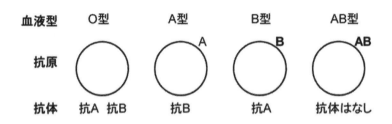

　赤血球に MHC はありません。しかし、血液型物質（抗原）があります。O 型の赤血球に血液型物質（抗原）はありませんが、A 型には A、B 型には B、AB 型には A と B の血液型物質（抗原）があります。

　血液が輸血時に凝集するのは抗体が原因です。O 型の人の抗体には抗 A と抗 B、A 型の人の抗体には抗 B、B 型の人には抗 A、AB 型の人には抗体はありません。自分の赤血球を凝集させると大変なので抗体はできないのです。

　つまり、O 型の人の赤血球には抗原がないので誰にでも輸血できま

すが、他の型から輸血を受けつけません。AB 型の人の赤血球には抗原があるので、A 型、B 型、O 型の人に輸血できませんが、抗体ができないので、どの血液型からも輸血を受けることができます。ですから、輸血の際には検査を行い血液型を合わせるという手順が必要になるのです。パズルのようですが血液型も免疫の抗体から理解することができます。

　血液型で性格がわかるといいます。O 型の人はリンパ球の比率が高く丈夫で長生き、AB 型は抗体が少なく免疫が弱い分、感受性が高く繊細かもしれません。このように、血液型と性格の間には独特な関係がある可能性はあります。

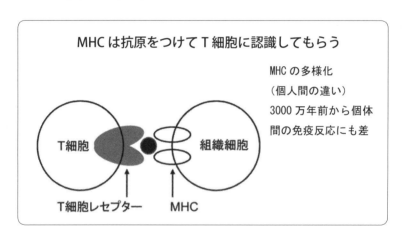

　MHC は 1970 年頃に移植を拒絶するタンパク質として発見されました。移植は人為的ですから、自然界には起こりません。体の中でのMHC の働きは、ペプチド（アミノ酸 10 ～ 15 個）の抗原をつけて T細胞に認識してもらうことです。図はそのことを示しています。

　MHC が多様化（個人間での差）していると、1 つの感染症に対する T 細胞に受け渡す反応が異なります。つまり、個人間で異なる免疫反応を示すことが、感染症による人類の全滅を防いだのではないか

と考えられています。

　MHCの多様化は、約3000万年前から起こっていたと言われます。恐竜絶滅後に哺乳動物が繁栄し始めたころからです。人類が出現する前から哺乳類の進化の中でMHCの多様化が起こりました。

　みなさんが、同じ風邪をひいても、異なる症状が現れるのは、MHCが異なるために、免疫反応にも個人差があるからです。恐ろしい感染症が人類を襲ったとき、死ぬ人と生き延びる人の差が現れます。哺乳動物は他の動物よりも弱い面もありますが、免疫反応が多様化したので生き延びて繁栄する基礎になったのです。

2・妊娠

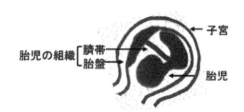

胎盤には多様性のある MHC の発現がない
母親の免疫系から拒絶されない
多様化した MHC（polymorphic MHC）HLA － A、B、C、D
多様化していない MHC（monomorphic MHC）HLA － E、F、G

　上図は子宮の胎盤と胎児です。胎盤で母親の血液から臍帯を経由して酸素と栄養を受け取ります。子宮とつながっていますが、胎盤と臍帯は胎児の組織です。赤ちゃんは生まれたとき、母親と臍帯で繋がっています。赤ちゃんが生まれた後、「後産」といって胎盤が出てきます。

　赤ちゃんの遺伝子は、父親と母親の遺伝子から作られる MHC を両方発現しています。したがって、本来ならば母親の子宮につけば拒絶反応が起こるはずですが、実際には十月十日母親の胎内にい続けます。これが胎盤の謎です。

　赤血球が MHC を発現していないことはお話しました。同じように、胎盤には多様化した MHC の発現がないのです。このため母親の免疫系から拒絶され、攻撃を受けることがありません。つまり、「父親の遺伝子もあるのに、なぜ、赤ちゃんは母親の子宮にいることができる

か」という謎の理由は、胎盤に多様化した MHC の発現がないからです。

　次の項目のために、少し詳しい補足をしましょう。

　MHC には、3000 万年前から個人間で多様化した MHC（polymorphic MHC）、多様化していない MHC（monomorphic MHC）があります。具体的には、前者には HLA － A、B、C、D（DR、DQ、DP）があり、後者には HLA － E、F、G があります。

　これらは私たちの免疫系にも対応しています。新しい免疫系は外来抗原向けで、多様化した MHC（polymorphic MHC）と対応しています。一方、加齢やストレスで増加する古いリンパ球（NK 細胞、胸腺外分化 T 細胞、自己抗体産生 B - 1 細胞）は、多様化していない MHC（monomorphic MHC）と対応しています。これら MHC は、ストレスを受けると活性化します。

習慣流産

胎盤の近くの子宮内膜には古いリンパ球が存在
monomorphic MHC と対応
ストレスで活性化した古いリンパ球が胎盤を拒絶 → 流産
結果として母体を守る反応

　せっかく、妊娠しても赤ちゃんが大きくなるまでお母さんのお腹にいることができず流産してしまうことがあります。流産が頻繁に起こることを「習慣流産」と呼びます。

　習慣流産の原因は、お母さんに、忙しさや心の悩みなどのストレスがあること、もしくは、心臓病などのために体が妊娠の負担に耐えられない状態にあることです。このとき、胸腺は萎縮していて、胎盤の周りに分布している古いリンパ球が活性化して、胎盤を拒絶します。

これが流産です。

　赤ちゃんが欲しいお母さんにとっては、流産はつらいことですが、ある意味、流産はストレスで赤ちゃんを抱えきれない場合に、母体を守っているともいえます。

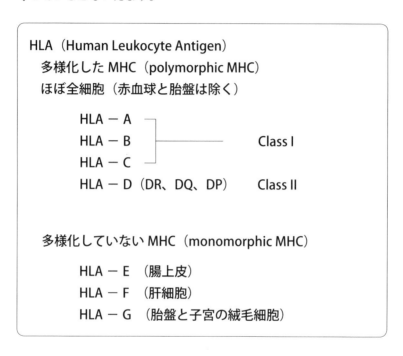

HLA（Human Leukocyte Antigen）
　多様化した MHC（polymorphic MHC）
　ほぼ全細胞（赤血球と胎盤は除く）

　　　　HLA － A
　　　　HLA － B　　　　　　　　　Class I
　　　　HLA － C
　　　　HLA － D（DR、DQ、DP）　Class II

　多様化していない MHC（monomorphic MHC）

　　　　HLA － E　（腸上皮）
　　　　HLA － F　（肝細胞）
　　　　HLA － G　（胎盤と子宮の絨毛細胞）

　HLA － A、B、C、D は、（赤血球と胎盤を除く）ほぼ全細胞のうち、皮膚に一番強く発現しています。進化して多様化した MHC の HLA（Human Leukocyte Antigen）－ A、B、C、D のうち、HLA － A、B、C を Class I、HLA － D（DR、DQ、DP）を Class II と呼びます。Class I と Class II の違いは構造の違いです。

　古く多様化していない MHC は、HLA － E（腸上皮）、F（肝細胞）、G（胎盤と子宮の絨毛細胞）に存在します。つまり、古い MHC は古いリンパ球の分布する場所にあります。

3・老化

　歳をとると活動が低下するので、胸腺や骨髄は萎縮します。そのため、外来抗原に対応する胸腺でできるＴ細胞や、骨髄でできるＢ - ２細胞は減少します。Ｔ細胞やＢ - ２細胞の受け皿であるリンパ節や脾臓も、だんだん小さくなります。

　逆に、自己応答性のある古いリンパ球（NK 細胞、胸腺外分化Ｔ細胞、Ｂ - １細胞）が活性化します。自己応答性とは自分の体の中の異常自己と反応することです。これは、加齢により老化した異常細胞、がん細胞が自然に発生するのを速やかに排除するための合目的な現象です。古いリンパ球は主に腸や、腸から発達した肝臓にあるので、腸管免疫が増強されます。

　沖縄にいる百歳の方（百寿者）の末梢血を調べてみたことがありま

す。末梢血の割合においてリンパ球の比率は、成人では30〜40％で、一般的には年齢とともに減少していきます。

しかし、沖縄の百寿者には25〜27％ほどリンパ球が残っていました。驚いたことに、抗核抗体（anti-nuclear antibody）や抗DNA抗体（anti-DNA antibody）など、リウマチやSLEなど病的な場合に出現する抗体が、百寿者の血中に出現していました。

このことから、古いリンパ球が活性化して、体にできた異常自己を排除することが明らかになりました。若いときは胸腺や骨髄の免疫、歳をとったら腸や肝臓の古い免疫が体を守ってくれます。

年齢と免疫系のシフト

子ども時代
大人時代　　　　　胸腺・骨髄の新しい免疫系の働く時代
　　　　　　　　　　　　　　　　　　　　　　（外来抗原）
老人時代　　　　　腸・肝の古い免疫系の働く時代（内部監視）

古い免疫系と新しい免疫系を簡単に図式化しました。このように、子どもと大人の時代の免疫は、外来抗原向けです。これに対して、老人の時代の免疫は内部監視向けです。このように私たちは一生の間に、外来抗原向けの新しい免疫系を使う時代と、内部監視の古い免疫系を使う時代の2つがあります。

> **若くても古い免疫系が一時的に活性化することがある**
>
> 1）妊娠
> 2）ストレスによる自己免疫疾患（膠原病）
> 3）マラリア（細胞内寄生感染症）
> 4）移植・慢性拒絶

　本来、外来抗原向けの免疫が活性化する若い時代に、古い免疫系が一時的に活性化することがあります。4つ例を挙げると、妊娠、ストレスによる自己免疫疾患（膠原病）、マラリア（細胞内寄生感染症）、移植・慢性拒絶の場合です。

　マラリアの場合、赤血球の中にマラリア原虫が入り込んでしまうので、通常の免疫系が働くことができません。そこで、一時的に自己応答性の免疫系を活性化して、自己抗体を作りながら戦います。

4・移植のいろいろ

MHC の違いで起こる拒絶

　同種移植　　—　　急性拒絶　　—　　数日かかる

MHC だけでなくすべてのタンパク質が異なる拒絶

　異種移植　　—　　凝固系で拒絶　　—　　数分で終わる

　移植・慢性拒絶では、免疫抑制剤を使い急性の拒絶を抑制します。しかし、慢性的な拒絶がじわじわ進行します。これは古い免疫系による反応です。移植は人間同士で行いますが、例えば、ブタの皮膚をヒトに、または、カエルの皮膚をネズミに移植するなど全く異なる動物の移植を行うとどうなるかを最後にお話します。

　移植には、「同種移植」と「異種移植」があることを覚えてください。

　同種移植は、リンパ球と MHC の違いだけで起こる拒絶なので、普通の免疫反応（風邪をひいたとき）と同じで、数日かかるような拒絶です。この数日かかる拒絶を免疫抑制剤で抑えて、移植を成功させるわけです。「移植手術を受けられると幸せ」という風潮がありますが、移植を受けた患者はいろいろな薬を服用しながら生きていかなければなりません。

　これに対して、異種移植（例えば、ネズミにカエルの腎臓を移植）では、凝固系が働き拒絶します。異種拒絶は「完全に異物だ」と認識して体の中の血液が固まり、数分で終わるような拒絶です。

【参考文献】

Miyaji C, et al.

Numerical and functional characteristics of lymphocyte subsets in centenarians.

J Clin Immunol.1997;17:420-429.

Kimura M, et al.

Synchronous expansion of intermediate TCR cells in the liver and uterus during pregnancy. CellImmunol.1995;162:16-25.

Abo T, et al.

Environmental factors affecting the life span of men and women. Biomed Res.,1997;18:265-271.

Moroda T et al.

Association of granulocytes with ulcer formation in the stomach of rodents exposed to restraint stress. Biomed Res.,1997;18:423-437.

Minagawa M. et al.

Mechanisms underlying immunologic states during pregnancy: possible association of the sympathetic nervous system. Cell Immunol.1999;196:1-13.

Kawamura H, et al.,

Expansion of extrathymic T cells as well as granulocytes in the liver and other organs of granulocyte-colony stimulating factor transgenic mice: why they lost the ability of hybrid resistance. J Immunol.1999;162:5957-5964.

安保 徹,「体調と免疫系のつながり (7) 妊娠免疫の本体」,(「治療」80、1998;1592-1599,)

安保 徹,「体調と免疫系のつながり (23) 老人の免疫力」,(「治療」81、1999;3011-3016.)

安保 徹,「体調と免疫系のつながり (25) 妊娠前の免疫状態と不妊」.(「治療」82,2000;1206-1210,)

安保 徹,「体調と免疫系のつながり (30) 膠原病,自己免疫病に対するステロイド治

療の検証」,（「治療」82,2000;2637-2648,）

安保徹,『医療が病いをつくる――免疫からの警鐘』,（岩波書店,2001）

安保徹,『絵でわかる免疫』,（講談社,2001）

安保徹,『病気にならない生き方』,（三和書籍,2015）

福田 稔,安保 徹,『免疫を高めて病気を治す最強事典』,（マキノ出版,2019）

安保 徹,『免疫力はミトコンドリアであげる』,（三和書籍,2021）

生活習慣病

1・血圧

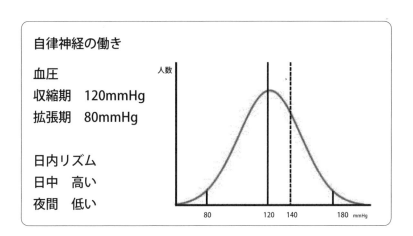

自律神経の働き

血圧
収縮期　120mmHg
拡張期　80mmHg

日内リズム
日中　高い
夜間　低い

人数

80　　120 140　　　180　mmHg

　病気と私たちの生き方は密接に結びついていることは何度も強調してきました。そこで、ここでは具体的な生活習慣病について見ていきたいと思います。

　まず、血圧を問題にしましょう。血圧は、心臓の収縮と弛緩の圧力の高低差です。心臓の働きを調節しているのは自律神経です。活動時は交感神経が、休息時には副交感神経が働きます。交感神経が刺激されたとき、心臓は力強く血液を送り出し、血圧が上昇します。副交感神経が働くときは、血圧が下がります。このように血圧は自律神経の働きによって決まります。

　血圧の数値は、おおよそ収縮期は 120mmHg、拡張期は 80mmHg です。主に、この収縮期について、血圧が「高い」または「低い」と言われています。

　血圧を図で示すと、正規分布をとっているのがわかります。若い人（20 ～ 40 代）の場合、収縮期の平均が 120mmHg 前後です。しかし、

血圧は個人差が大きいうえ、日中の活動時は血圧が高く（150mmHg
ほど）、睡眠時に低く（80mmHgほど）になるように、同じ人でも時
間帯によっての揺れがあります。つまり、血圧には日内リズムがあり、
日中は高く、夜間が低くなるのです。

個人差　遺伝や性格との関係

　集中力が高い、怒りやすいという人は、たいてい血圧が高くなりま
す。逆に、いつも穏やかに生きている人の血圧は、低いことが多いの
です。ですから、みんながみんな同じように平均値の120mmHgに
集中するのではなく、「高い人」「低い人」がいるので、個人差があり
ます。

加齢との関係
子どもの頃は低く、加齢に伴って高くなる

　小学生の血圧は収縮期でも低く、100mmHgを超えることはめっ
たにありません。20歳前後になるとやっと100mmHgを超えて平
均の120mmHgに近づきます。40〜60代になると、130mmHgや
150mmHg、ときには、170mmHgとなる変化が起こります。しかし、
全体の3割くらいには、この加齢変化が起こらない人もいて、60代、
70代になっても、収縮期血圧が100mmHg、110mmHgで、問題なく
生きている人もいます。

　おそらく、子どものころの血圧が低いのは血管に弾力があるので、
末梢まで十分に血液を送ることができるからでしょう。しかし、加齢
とともに生理的に動脈硬化が進みます。このため高い血圧が必要とな
るので、多少心臓に負担がかかることはあっても、こういった変化が

起こるのでしょう。

　運動すると血圧は上昇します。100 m走や、柔道の乱取りを行うと200mmHg近くまで上昇することもあります。その他にもPCの画面を長時間見るような、目と筋肉を酷使して肩がこるような仕事をするときにも、血圧は200mmHg近くまで上昇することがあります。

　このように、私たちの血圧には、自律神経の働きで日内リズムの影響を受けるほかに、遺伝や加齢、運動や仕事などによる変化が見られます。

2・高血圧症

肉体労働、眼の疲れ

　昭和 20 年代、30 年代に高血圧症の人がとても多かったのは、過酷な肉体労働が原因です。例えば、当時、土砂を運ぶにはブルドーザーではなく、モッコで担ぎ、穴を掘るにはツルハシを使っていました。肉体労働をするためには、血圧を高くする必要があったので、昔の人は、しょっぱいものを食べ、ご飯を何杯もおかわりしました。昔の人は塩分を摂りすぎていたといいますが、これは好みではなく、過酷な肉体労働をするため、塩分を摂取する必要があったからです。現代社会では、前述したように目を酷使することが、高血圧症の大きな原因となっています。

正常値が低すぎる

　正常値が低すぎるために生まれた、偽の高血圧症も問題です。

　昭和 50 年代までは血圧の上限値は 180mmHg でしたが、平成に入ってから 160mmHg に下げられました。最近では「140mmHg でも高い」など、どんどん血圧の正常値を下げていった結果、高血圧症の人が増えてしまいました。

　このように、正常値の設定が低すぎると、人口の約 4 割が高血圧症であると診断されてしまいます。

　こうして、働き盛りの人に必要な血圧を異常と考え、むやみに「偽の病人」にしてしまうのが現状です。平成 26 年に、日本人間ドック学会が「正常値が低すぎる可能性がある」という見解を発表しました。

このように正常値を低く設定した結果、病人が増加したことを知る必要があります。

降圧剤の問題点

血流の低下
元気がなくなる
うつ状態
老人の場合
　　血圧の下げすぎ
　　歩行困難、認知症 → 要介護

　先ほど、加齢により血圧が上昇することをお話しました。健康な人が降圧剤を服用すると、血液循環が低下し、元気がなくなり、ふらふらし、うつ状態になります。男性の場合、ED になる可能性もあります。高齢者の場合、歩行困難、認知症で介護が必要になる可能性もあります。したがって、血圧の下げすぎには注意が必要です。

3・コレステロール

活動に比例して血中コレステロール値が決まる

　ミトコンドリアでコレステロールが作られる
　細胞膜、性ホルモン、アルドステロン、ビタミンDに利用

血中コレステロール値のうち

　80%　肝臓などのミトコンドリアから
　20%　食べ物から
　過剰コレステロールはマクロファージが処理
　　泡沫細胞
　　動脈硬化の原因

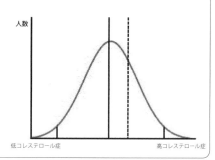

　次にはコレステロールを問題にしてみましょう。現代は、コレステロール降下剤を処方される人も多くなっています。
　コレステロールは、活動に比例して血中コレステロール値が決まります。ですので、コレステロール値は活発な人ほど高く、不活発な人ほど低くなります。コレステロールの値も、血圧と同じく正規分布をとります。

コレステロールのほとんどは、ミトコンドリアで作られ、細胞膜、性ホルモン、アルドステロン、ビタミンＤに利用されます。血中コレステロール値のうち、肝臓などの細胞のミトコンドリアに由来するものは約80％です。極端に食べる人や肥満した人の場合には食物からの影響も増大しますが、健康な人の場合、食物に由来するコレステロールは約20％にすぎません。

　過剰なコレステロールはマクロファージが処理しています。私たちは多細胞生物へと進化して、構成する細胞が特殊化したので、それぞれの細胞が、皮膚、筋肉、腸上皮になり、マクロファージのような特殊化する前の細胞の特徴は失われました。

　しかし、異物や過剰な栄養の処理、逆に、栄養不足の場合、体の構成物を貪食して栄養に利用する働きがマクロファージにはあります。コレステロールも過剰になるとマクロファージが処理します。私たちが食べすぎると、満腹でつらくなります。こうして、マクロファージが処理しきれなくなったのが泡沫細胞です。

　脂肪を取り込みすぎたマクロファージが死滅して、動脈壁に吸着すると動脈硬化の原因になります。巨大肥満や極端な食べすぎが動脈硬化を引き起こす理由です。しかし、動脈硬化になることだけを気にしてはいけません。コレステロールの値は活動の指標ですから、ほどほどに高い値であることは許容されます。

　昭和50年ごろまでは、高コレステロール値の値は280mg/dLでしたが、平成に入り260mg/dLに下げられ、最近ではさらに低くと言われています。そうすると、若い人の４割が高コレステロール値になってしまいます。ですから、血圧同様、低すぎる値を設定すると元気な人が病人にされる危険があります。元気な人が不要なコレステロール降下剤を服用すると、元気がなくなり、発がんの可能性も否定できません。これは、ミトコンドリアが持ち込んだ分裂抑制遺伝子が抑制されるからです。

4・高脂血症と脂肪肝

血中の中性脂肪の増加のメカニズム

変温動物までは脂肪は肝臓に蓄えられていた
脂肪は恒温動物になってから保温のため皮下に移った
強いストレスで脂肪は血中と肝臓に戻される現象が起こる
→　脂肪肝と高脂血症の成り立ち

飢餓でも高脂血症と脂肪肝

アルコール性脂肪肝
非アルコール性脂肪肝

　現在の医学の知識では、ご馳走を食べた結果、高脂血症になると考えられています。しかし、たくさん食べなくても高脂血症や脂肪肝は起こります。

　ご存知のように、アンコウの肝はふわふわしていています。変温動物（魚類、両生類、爬虫類）は、脂肪は肝臓に蓄えられています。食物がない事態に備え、食物に余裕があるときに、脂肪を肝臓に蓄えているのです。一方、恒温動物（鳥類・哺乳類）では、脂肪は保温のため皮下にあります。よく太った鶏は皮下に脂肪がたくさんあるのです。哺乳動物も太ると皮下に脂肪がつき、この脂肪を利用して体温を保っています。

　ところが、強いストレスがあると、脂肪は血液を通じて肝臓に戻される現象が起こります。これが、日本人のように巨大肥満が少ない場

合の高脂血症や脂肪肝のメカニズムです。

　たくさん食べなくても、例えば忙しすぎたりなどしたときのストレスによって、高脂血症や脂肪肝が出現します。その証拠に、過食と反対の飢餓でも、高脂血症や脂肪肝は起こります。

　肥満、忙しさ、飢餓以外にも、拒食症の子どもにも高脂血症や脂肪肝が見られます。拒食症の人はたくさん食べても吐いてしまう、または、全く食物を受けつけないので飢餓状態になります。このために高脂血症や脂肪肝が見られるのです。

　ストレスによって、脂肪が肝臓に蓄えられる変温動物の状態に戻っている現象が起こっているということです。したがって、高脂血症や脂肪肝は、ストレスによる「先祖返り現象」と理解しないと謎が解けません。

　食べすぎの場合、食べすぎて肥満になり、体を動かすだけで息が切れるようになると、それがストレスになります。このストレスが原因で高脂血症や脂肪肝になります。その他、大酒飲みの場合、アルコール性脂肪肝があります。ところが、アルコールを飲んでも、脂肪肝にならない人もいますし、アルコールを飲まなくても脂肪肝になる人もいます。病院の医師は、困って、アルコールを飲まない脂肪肝に非アルコール性脂肪肝と名付けましたが、名前を付けたところで、この講義の内容を知らなければ、本当のメカニズムはわかりません。

5・糖尿病

食べすぎ、興奮

　血糖値を決めるものには、食べすぎ、インシュリン分泌以外に、交感神経刺激で分泌されるアドレナリン、ノルアドレナリンの作用があります。私たちが興奮すると、交感神経節後線維末端からノルアドレナリンが、副腎髄質からアドレナリンが分泌されます。ノルアドレナリンとアドレナリンは、血糖値を上昇させます。甘いものが好きな人が、甘い缶コーヒーやジュースを飲む以外に、怒鳴り散らしても血糖値は上昇するのです。

インシュリン分泌

　甘いものを好んで食べる人は、すぐに血糖値が上がります。若い人の場合は、食べすぎたとしてもインシュリンを分泌する力が強いので血糖値を下げることができます。ご飯を食べると血糖値は緩やかに上昇し、緩やかに下降します。

　ところが、甘いものを摂取すると、血糖値は急激に上昇して、インシュリンの分泌を誘発するので、速く低血糖になります。甘いものを好む人は、1時間半から2時間すると低血糖になり、イライラしたり不安になったりします。缶コーヒーや甘いジュースを1日に5回も6回も飲む人がいますが、これは例えば朝ご飯をしっかり食べないために、お昼前になると低血糖になっているからです。このように低血糖になっていると、思い通りにならない子どもをひどい目にあわせてしまうこともあります。

低血糖時に、お菓子やジュースがないと「キレる」子どももいて、お母さんを叩いたり、机を蹴ったりして大暴れします。お菓子やジュースがなくても、交感神経が緊張すれば血糖値が正常化します。そして、血糖値が正常値になると、ケロリとするのです。極端な場合は、反社会的な事件や事故の一因となる可能性も否定できません。

交感神経刺激でノルアドレナリン・アドレナリンが分泌

　特に日本のように巨大肥満者の少ない場合、忙しさが糖尿病の大きな原因です。忙しい40〜50代が糖尿病になります。忙しさが交感神経を刺激したのが原因で糖尿病になったのに、肥満者と同じように食事制限や運動をすすめると、ますます（ストレスである）空腹になります。忙しい人に運動をさせるともっと忙しくなり、さらに血糖値が上昇します。こうして糖尿病は悪化していきます。

忙しさだけでも糖尿病になる！

　大事なことは、忙しさだけでも糖尿病になるということです。日本は糖尿病の患者数が多く、その結果、透析を受ける人が非常に多い国です。この理由は、忙しさが原因で糖尿病になることを、病院の医師も知らないからです。

6・がん

> ドイツの生化学者、オットー・ハインリッヒ・ワールブルク
> （Otto Heinrich Warburg）
> 「がんの細胞はミトコンドリアが少なく、酸素の要求度が低い」

今から100年ほど前（1924年）、ドイツの生化学者であったオットー・ハインリッヒ・ワールブルクが、「がんの細胞はミトコンドリアが少なく、酸素の要求度が低い」ことを発見しました。このことを利用して、現在でも、がんの検査にPET検査が行われています。

> PET検査
> アイソトープラベルの糖の取り込みでがん細胞を見つける

「PET」とは「陽電子放射断層撮影」で、ポジトロン・エミッション・トモグラフィ （Positron Emission Tomography） の略です。アイソトープ （同位元素） でラベル （標識） した糖を使い、その取り込みが高いことでがん細胞を見つける仕組みです。がん細胞は、ミトコンドリアが少なく、嫌気性の解糖系でエネルギーを産生するので、糖を大量に取り込む性質を利用しているのです。

第4講義でお話しましたが、私たちの先祖は、今から12億年前に無酸素で生きる生物に、有酸素で生きるミトコンドリアが寄生して生まれました。ですから、私たちは無酸素の解糖系と有酸素のミトコンドリア系を利用してエネルギーを産生します。エネルギー生成の表を

示します。

エネルギーの生成		
	解糖系	ミトコンドリア系
酸素	(−)	(++)
至適温度	３２℃	＞３７℃
分裂	分裂細胞	非分裂細胞
筋肉	白筋	赤筋

　ミトコンドリアが私たちの先祖に寄生したとき、分裂抑制遺伝子を持ち込んだので、希釈されることなく共生することに成功しました。ですから、ミトコンドリアの多い細胞は非分裂細胞です（解糖系は分裂細胞）。がん細胞は正常な細胞に比べてミトコンドリアが少ないので解糖系に依存しています。したがって、がん細胞の生存の条件は、解糖系と同じで、低体温、低酸素、高血糖です。このような条件がないとがん細胞は生まれず、生存できません。

がん細胞の生存条件

1）低体温
2）低酸素
3）高血糖
この条件を作るのは持続するストレス

交感神経緊張とステロイドホルモン分泌

　→　一時的には瞬発力の白筋に有利
　→　分裂細胞からミトコンドリアを減らす適応反応
　→　発がん

　このような条件を生み出すのは、持続するストレスです。ストレスには、忙しさ、夜勤、夜更かしなどがあります。このとき、交感神経が緊張し、ステロイドホルモンが分泌され、血管が収縮し、低体温、低酸素、高血糖になります。

　ステロイドホルモンは直接ミトコンドリアに働きかけるので、ミトコンドリアの機能は抑制され熱を作り出せなくなります。このような状態は、一時的には瞬発力の白筋にとって有利に働きます。息を止めるので瞬発力は出ますが、乳酸がたまるので持続力はありません。

　低体温、低酸素、高血糖の状態が続くと、ミトコンドリアの少ない分裂細胞からミトコンドリアが消し去られます。すると、がん細胞はミトコンドリアが少なく、酸素の要求度が低いため、オットー・ワールブルクが発見した適応反応が起こり、がん細胞が分裂細胞（骨髄細胞、皮膚、腸上皮など）に出現します。

　このようにミトコンドリアが少なくなると、ミトコンドリアの持つ

分裂抑制遺伝子が減少するのでさらに分裂する。これが、がんです。ミトコンドリアの適応反応が少ないときは良性のがん、さらに適応反応がすすむと悪性のがんができます。

　しかし、このようにしてがんができても、過酷な生き方を改め、体を温めれば、がんの生存を支える３つの条件（低体温、低酸素、高血糖）から脱却することが可能です。

　このように、がんの原因は明らかです。これからは、抗がん剤などで攻撃するのではなく、発がん時に遡って原因をつきとめ、原因となっているストレスから脱却して、体を温めがん細胞を支える３つの条件（低体温、低酸素、高血糖）から脱却することができれば、がん細胞は死滅します。

　その結果、PET 検査では、１か月以内にネガティブ（陰性）になります。しかし CT 検査では、がん細胞が死んでいても生きていても、同じように「かげ」が見えます。

　このようなことを知っておくと、がんの予防、そして、がんになっても的確に逃れることができます。むしろ、抗がん剤や放射線などを使うと、頭髪が抜けたり、食欲が失われたりして体が弱り、低体温・低酸素という、がんを成長させる条件になり、いい結果が出ません。これらから脱却するのが、これからのがんに対する対処法です。

【参考文献】

安保 徹, 『医療が病いをつくる——免疫からの警鐘』, （岩波書店 ,2001）

安保 徹, 『絵でわかる免疫』, （講談社 ,2001）

福田 稔 , 安保 徹, 『ガンはここまで治せる！』, （マキノ出版 ,2001）

安保 徹, 『ガンは自分で治せる』, （マキノ出版 ,2002）

安保 徹, 『「薬をやめる」と病気は治る—免疫力を上げる一番の近道は薬からの離

脱だった』,（マキノ出版 ,2004）

安保 徹 ,『病気にならない生き方』,（三和書籍 ,2015）

福田 稔 ,安保 徹 ,『免疫を高めて病気を治す最強事典』,（マキノ出版 ,2019）

安保 徹 ,『免疫力はミトコンドリアであげる』,（三和書籍 ,2021）

おわりに

　2013 年 4 月に創設された中央大学理工学部人間総合理工学科では、「人間」をキーワードに、人と自然の共生、人間の心と体、に関連する幅広い理工学の諸分野を、人を知る測る、人の健康、人と生活環境、人と物質・エネルギー、の 4 領域 8 分野から横断的に編成されている。「免疫とストレス」は「人の健康」分野の専門選択科目として配当されている。

　新潟大学名誉教授　安保徹先生に「免疫とストレス」の担当をお願いに、2014 年 10 月、安川道雄理工学部教授と共に新潟に伺った。その時の緊張感は今でもはっきり覚えている。此方の不安をよそに、安保徹先生の返事は「あーいいよ」。あっけない返事に「宜しくお願いいたします！」心配から一気に安堵へと変わった。あとで知るのだが、安保徹先生の本心は、医学部生より、中央大学のような総合大学の学生に講義を通して、「病気は過酷な生き方に原因があり、自分の生き方を正すキッカケとなる」ことを伝えたい一念であった。講義は2015 年から始まり、現在も継続している。

　本著『安保徹の免疫学ノート』は、病気にならない生き方を学ぶテキストとして役立つに違いない。 高齢化社会の中で、健康長寿を目指し、よい生活習慣を実践しながら、安保徹先生の思いと魂を受け継ぐ決意である。

中央大学名誉教授

吉　村　　豊

謝辞

　本書は、中央大学理工学部で2015年度に開講された安保徹先生の講義録を基に作成・編集したものです。

　本書の刊行にあたっては、中央大学名誉教授　吉村豊先生と、中央大学教授　小峯力先生、中央大学兼任講師　渡邉真弓先生から多大なご協力を賜りました。

　小峯先生には「はじめに」を、吉村先生には「おわりに」の章をご執筆いただきました。また、校正には渡邉先生のほか、新潟大学准教授　富山智香子先生にもご助力をいただきました。

　編集の作業にご協力いただいたみなさまのお力添えに、この場を借りて、編集部より御礼申し上げます。

索引

【著者】

安保　徹（あぼ　とおる）（1947 – 2016）

　昭和22年10月生まれ。東北大学医学部卒。2015年から中央大学兼任講師。新潟大学名誉教授。1980年アラバマ州立大学留学中に「ヒトNK細胞抗原CD57に対するモノクローナル抗体」を製作。1989年胸腺外分化T細胞を発見。1996年白血球が自律神経の支配下にあるというメカニズムを世界で初めて解明。200本以上の英文論文を発表し、国際的に名高い免疫学者として活躍。主な著書に「免疫革命」（講談社インターナショナル）、「薬をやめれば病気は治る」（マキノ出版）、「安保徹の免疫学講義」（三和書籍）、「免疫力はミトコンドリアであげる」など多数のベストセラー本がある。

安保徹の免疫学ノート

世界一わかりやすい健康免疫学

2022年 9月 28日　第1版第1刷発行

著　者　　安 保 徹
　　　　　©2022 Toru Abo

発行者　　高 橋　　考

発　行　　三 和 書 籍

〒112-0013　東京都文京区音羽2-2-2
電話 03-5395-4630　FAX 03-5395-4632
sanwa@sanwa-co.com
https://www.sanwa-co.com/
印刷／製本　中央精版印刷株式会社

ISBN978-4-86251-467-7 C3047